GOLDMANN

Buch

Millionen Menschen haben es mit dem Klassiker »Endlich Nichtraucher« geschafft, sich in kurzer Zeit ohne Zwang vom Rauchen zu befreien – für immer. Dieses kleine Buch bietet eine wunderbare Ergänzung zum Original für alle, die ihre Lektüre noch einmal auffrischen wollen oder schnell alle wichtigen Informationen überblicken möchten. So kann man sich auch zwischendurch dazu inspirieren, endlich vom blauen Dunst loszukommen.

Autor

Der Bestsellerautor Allen Carr hat mit seinen Büchern weltweit Millionen Menschen von der Nikotinsucht befreit, indem er ihnen zeigte, wie sie mit seiner einzigartigen Methode ganz einfach und wie von selbst ihre Probleme hinter sich lassen. Durch den großen Erfolg seiner Selbsthilfe-Methode erlangte Carr internationales Ansehen. Weltweit gibt es »Carr-Standorte« mit speziell ausgebildeten Trainern.

Von Allen Carr außerdem im Programm

Endlich Nichtraucher! (17402)
Endlich Nichtraucher für Lesemuffel! (16964)
Endlich Nichtraucher für Frauen! (16542)
Endlich Nichtraucher! Ohne Gewichtszunahme + CD (17319)
Für immer Nichtraucher! (16293)
Endlich Nichtraucher! Der Erfolgsplan (17633)
Endlich Wunschgewicht (17380)
Endlich Wunschgewicht + CD (17553)
Endlich Wunschgewicht für Frauen (17732)
Endlich ohne Alkohol! (17391)
Endlich ohne Alkohol! frei und unabhängig + CD (17634)
Endlich ohne Zucker! (17711)
Endlich ohne Zucker! für Lesemuffel (17807)
Endlich Nichtraucher! Das Boot-Camp (17838)
Endlich handyfrei (17886)
Endlich Schluss mit Frustessen (17902)

Allen Carr

Endlich Nichtraucher! Quick & Easy

Der einfache Weg, mit
dem Rauchen Schluss zu machen

Aus dem Englischen von
Elisabeth Parada

GOLDMANN

8. Auflage
Taschenbuchausgabe
Wilhelm Goldmann Verlag, München,
in der Penguin Random House Verlagsgruppe GmbH,
Neumarkter Str. 28, 81673 München
produktsicherheit@penguinrandomhouse.de
(Vorstehende Angaben sind zugleich Pflichtinformationen nach GPSR)

Gekürzte Version des bei Goldmann erschienenen Titels Endlich Nichtraucher!

Originaltitel: Allen Carr's Easy Way to Stop Smoking
Originalverlag: Penguin Books, London
Umschlaggestaltung: Uno Werbeagentur, München
Umschlagillustration: FinePic®, München
Redaktion: InterConcept Medienagentur, München
Satz: Uhl + Massopust, Aalen
Druck und Bindung: GGP Media GmbH, Pößneck
JE · Herstellung: IH
Printed in Germany
ISBN 978-3-442-17439-3

www.goldmann-verlag.de

Für Petra und Stephan,
mit Liebe und Dank

Inhalt

1 Ich will aufhören – kann ein Buch dabei helfen? 9
2 Das Labyrinth 13
3 Raucher entscheiden sich zum Rauchen 19
4 Der Gefangene 23
5 Rauchen ist eine Gewohnheit 29
6 Das kleine Monster 33
7 Das große Monster 37
8 Das Tabakschnupfen – auch eine Sucht 45
9 Die Umkehr der Gehirnwäsche 57
10 Sind Raucher dumm? 63
11 Zum Aufhören braucht man Willenskraft 67
12 Das unglaubliche Vergnügen, Nichtraucher zu sein 73
13 Warum sollte Aufhören schwierig sein? 79
14 Die »Willenskraft-Methode« 83
15 Warum macht Allen Carr's Easyway das Aufhören leicht? 95

16 Warum weniger rauchen nicht funktioniert.... 101
17 Der Mythos vom glücklichen Gelegenheitsraucher........................ 107
18 Gesundheit........................... 119
19 Die Leere 123
20 Ersatzbefriedigungen 131
21 Zielgerade zur letzten Zigarette 137
22 Die letzte Zigarette...................... 153
23 Anweisungen.......................... 157
24 Informationen für die Leser von Allen Carr 161

Register.................................. 163

1 Ich will aufhören – kann ein Buch dabei helfen?

Wie kann Ihnen dieses Buch helfen, mit dem Rauchen aufzuhören?

»Ich weiß bereits, dass Rauchen weder meine Gesundheit noch meine Vermögenslage verbessert, und ebenso weiß ich, dass Aufhören schwierig ist und enorme Willenskraft erfordert.«

Ist das so? Prüfen wir zunächst Ihr Wissen.

Beantworten Sie die folgenden Fragen mit einem einfachen Ja oder Nein:

1. Rauchen Menschen, weil sie sich dafür entscheiden?
2. Ist Rauchen eine Gewohnheit?
3. Hilft Rauchen beim Abnehmen?
4. Genießen Raucher das Rauchen?
5. Schmecken einige Zigaretten, wie etwa die nach dem Essen, besser als andere?
6. Beginnen Jugendliche zu rauchen, weil sie Rauchen cool finden oder weil es ihnen das Gefühl gibt, erwachsen zu sein?
7. Mögen Raucher den Geschmack von Zigaretten?
8. Hilft Rauchen gegen Langeweile?
9. Steigert Rauchen die Konzentration?

10. Hilft Rauchen dabei, sich zu entspannen?
11. Hilft Rauchen dabei, Stress abzubauen?
12. Stärkt Rauchen die Nerven?
13. Sind Raucher dumm?
14. Braucht man Willenskraft, um aufzuhören?
15. Gibt es eine Anlage zur Sucht?
16. Sind langjährige Raucher abhängiger als Jugendliche, die eben begonnen haben?
17. Sind Entzugserscheinungen beim Aufhören normal?
18. Helfen Nikotinersatzmittel wie Kaugummi, Pflaster oder Nikotinsprays?
19. Ist es schwierig aufzuhören?

Die richtige Antwort auf all diese Fragen lautet NEIN.

Wenn Sie nun in Versuchung kommen, dieses Buch in den nächsten Abfalleimer zu werfen, bitte ich Sie, mich zuerst vollständig anzuhören. Und sollte es Ihnen schwerfallen, einige meiner Aussagen zu akzeptieren, werde ich Ihnen beweisen, dass alles, was ich sage, wahr ist. Raucher kommen mit verschiedenen Ängsten in unsere Kurse: »Werde ich versagen? Werde ich an Entzugserscheinungen leiden? Werde ich jemals wieder ein Essen genießen können? Werde ich jemals völlig frei sein?«

Wenige Stunden später verlassen die meisten bereits als glückliche Nichtraucher den Kurs. Wichtig ist nun, dass Sie nicht Ihr restliches Leben lang andere Raucher beneiden oder das Gefühl haben, ausgeschlossen zu sein. Ich nenne meine Methode »Easyway« (Der leichte Weg). Sie hilft jedem Raucher aufzuhören:

- Einfach, unmittelbar & dauerhaft
- Ohne Willenskraft, Ersatzmittel oder sonstige Tricks
- Ohne Depressionen oder Entzugserscheinungen
- Ohne Gewichtszunahme

Wenn meine Methode jedem Raucher hilft, warum liegt die Erfolgsquote dann nicht bei 100 Prozent? Weil einiger Raucher nicht alle meine Anweisungen befolgen.

Betrachten wir zunächst

Das Labyrinth

2 | Das Labyrinth

Stellen Sie sich vor, Sie betreten als Jugendlicher einen Garten, der so wundervoll und großartig ist, dass Sie beschließen, dort zu bleiben. Nach einer Weile steigt in Ihnen die Vermutung auf, dass die exotischen Pflanzen trotz ihres prächtigen Aussehens giftige Dämpfe ausscheiden, die Ihre Gesundheit angreifen. Daher beschließen Sie, den Garten zu verlassen. Den Ausgang zu finden ist nicht so einfach, wie es zunächst einmal schien. Tatsächlich stellt sich der Garten als unglaublich kompliziertes und geniales Labyrinth heraus. Nehmen wir an, das Labyrinth besitzt zwanzig Kreuzungen und dass Sie es nur verlassen können, wenn Sie bei jeder einzelnen die richtige Entscheidung treffen. Sie haben jedoch Glück und besitzen einen offiziellen Führer, der Ihnen bei jeder Kreuzung den richtigen Weg weist. Wenn Sie die Anweisungen auf Ihrer Karte genau befolgen, wird es Ihnen leichtfallen, das Labyrinth zu verlassen. Wenn Sie jedoch eine falsche Abzweigung wählen, bleiben Sie in dem Gewirr gefangen.

Ihr erster und wichtigster Auftrag lautet:

- Befolgen Sie alle Anweisungen genau.

Selbst wenn es Ihnen mit meinen Anweisungen leichtfällt und sogar Freude bereitet, mit dem Rauchen aufzuhören, ist es nicht unbedingt einfach, all die Anweisungen zu verstehen und zu befolgen. Ich werde Sie auffordern, eine lebenslange, tiefgreifende Gehirnwäsche umzukehren, und dafür müssen Sie Ihre Fantasie, Ihren gesunden Menschenverstand und Ihre Intelligenz einsetzen. Sie müssen skeptisch sein, nicht nur gegenüber mir, sondern auch gegenüber Ihren eigenen Ansichten über das Rauchen und dem, was Sie die Gesellschaft gelehrt hat. Ich werde Sie nicht bitten, mir zu vertrauen, oder sich auf das Schicksal zu verlassen. Wichtig und notwendig ist, dass Sie alles, was ich sage, infrage stellen und dann zufrieden erkennen, dass es wahr ist, damit – sobald Sie sich daran erfreuen, von Ihrer Nikotinsucht befreit zu sein – nichts und niemand Ihnen jemals wieder weismachen kann, dass Sie rauchen müssen.

Die zweite Anweisung, die Sie befolgen sollten, lautet:

- Bleiben Sie offen und unvoreingenommen.

Der Hauptgrund, warum sich Raucher verschließen oder nicht allen Anweisungen folgen, liegt in ihren Ängsten, die ich im ersten Kapitel anführte. Sie müssen ehrlich zu sich selbst sein und akzeptieren, dass Sie dieses Buch nicht lesen würden, wenn Sie nicht auch von diesen Ängsten geplagt wären.

Aufgrund dieser Ängste verschließen Raucher ihre Augen vor dem Gesundheitsrisiko und betrachten Rauchen als Tauziehen: Auf der einen, der dunklen Seite denken sie: Rauchen ist schmutzig und ekelhaft, es tötet mich, kostet mich meine Zukunft und kontrolliert mein Leben. Auf der anderen, der guten Seite sagen sie: Es ist mein Vergnügen und meine Stütze. Doch es gibt keine gute Seite. Wie jede Art von Sucht ist es ein Tauziehen der Angst. Auf der guten Seite stehen weder Vergnügen noch Stütze, sondern lediglich Panik und die Frage: Wie kann ich mit meinem Leben zurechtkommen und es genießen ohne meinen Freund und meine Krücke? Wir ignorieren die Angst vor Krebs und hoffen, dass uns die Krankheit verschont. Wenn wir uns jedoch zum Aufhören entschließen, müssen wir uns jetzt und heute mit diesem Thema befassen. Tappen Sie nicht in die Falle, den dunklen Tag, an dem Sie aufhören wollen zu rauchen, so weit wie möglich hinauszuschieben. Da Angst nicht zu einer offenen Einstellung beiträgt, lautet Ihre dritte Anweisung:

- Beginnen Sie mit dem Gefühl freudiger Erwartung.

Wie können Sie freudig beginnen, wenn Sie diese Ängste haben? Weil ich nur gute Nachrichten für Sie bereit habe. Wenn Sie auf einen Zauberknopf drücken könnten, sodass Sie morgen früh bereits als glücklicher Nichtraucher aufwachen, würden Sie ihn drücken?

»Easyway« ist dieser Zauberknopf

Eigentlich hat es nichts mit Magie zu tun, es erscheint nur den Rauchern so, die ihn verwenden. Ich bräuchte einen Raucher nur in den geistigen und körperlichen Zustand zu versetzen, den er einige Wochen nach dem Aufhören mit dem LEICHTEN WEG haben wird, um ihn zu überzeugen. »Werde ich mich wirklich so großartig fühlen?«, wird er sich fragen. Er wird die Veränderung nicht nur in seinem Körper und seiner Energie spüren, sondern auch in seinem Mut und seinem Selbstvertrauen.

Seien Sie nicht besorgt, mit Ihnen geschieht etwas Wunderbares. Sie erreichen etwas, das jeder Raucher gerne erreichen würde:

Sie entkommen der Nikotinfalle

Dennoch muss ich zunächst eine Warnung aussprechen, denn im ersten Schritt auf dem LEICHTEN WEG müssen Sie erkennen, dass Ihnen Rauchen in keiner Weise hilft. Zu diesem Zeitpunkt habe ich Ihnen dann jede Illusion vom Rauchen als Vergnügen oder Stütze geraubt. Jetzt werde ich Ihnen erklären, wie leicht es ist aufzuhören und warum Sie danach besser leben werden. Erinnern Sie sich, dass Sie in der wundervollen Lage sind, vieles gewinnen zu können, ohne dass Sie auch nur das Geringste verlieren. Am Ende des Buches können Sie es entweder kaum erwarten, die letzte Zigarette auszudrücken, oder Sie verharren weiterhin in Ihren Ängsten. Dann können Sie mit reinem Gewissen weiterrauchen.

Vielleicht hilft es Ihnen zu erfahren, dass Sie mit Easyway weiterrauchen können, bis Sie das Buch zu Ende gelesen haben. Ihre vierte Anweisung lautet deshalb auch:

- Versuchen Sie nicht, weniger zu rauchen oder ganz aufzuhören, bevor Sie das Buch ausgelesen haben!

Das ist übrigens die einzige Regel, die Sie unter Umständen nicht einzuhalten brauchen, aber nur, wenn Sie schon vor der Lektüre Ihre letzte Zigarette ausgedrückt haben. In diesem Fall sollten Sie das Buch so rasch wie möglich zu Ende lesen.

Von jetzt an bis zum Ritual Ihrer letzten Zigarette sollen Sie bewusster rauchen, speziell bei den »besonderen« Zigaretten wie etwa der einen nach dem Essen. Fragen Sie sich, was Sie tatsächlich daran genießen. Beobachten Sie andere Raucher, und Sie werden sehen, wie wenig bewusst, fast automatisch, die Zigarette konsumiert wird. Versuchen Sie zu erkennen, wie viele Zigaretten Sie selbst unbewusst rauchen. Dies ist Ihre fünfte Anweisung für den Zeitraum zwischen diesem Augenblick und Ihrer letzten Zigarette:

- Analysieren Sie Ihr Rauchverhalten, während Sie rauchen.

Einige von Rauchern und der Gesellschaft im Allgemeinen als Tatsachen anerkannte Illusionen über das Rauchen lassen sich einfach in Zweifel ziehen. Zum Beispiel bilden Langeweile und Konzentration ebenso einen unvereinbaren Gegensatz wie Entspannung und Stress. Dennoch greifen Raucher in beiden Situationen zur Zigarette.

Wir werden alle im ersten Kapitel angeführten Illusionen widerlegen und beginnen mit:

Raucher entscheiden sich zum Rauchen

3 | Raucher entscheiden sich zum Rauchen

Tun sie das? Überlegen Sie mal: Wann entschlossen Sie sich, Raucher zu werden? Ich meine nicht, zu welchem Anlass Sie Ihre erste Versuchszigarette rauchten. Ich frage, wann entschlossen Sie sich tatsächlich, ein Leben lang zu rauchen? Wenn Sie zu der Antwort gelangen, dass Sie dies niemals taten, bedeutet das, dass Sie sich nicht entschlossen haben zu rauchen. Tatsächlich tut das kein einziger Raucher.

Millionen Raucher können sich nicht täuschen

Die vielen Millionen Menschen, die bereits rauchen und uns mit ihrem Verhalten beeinflussen, sind der einzige Grund, warum auch wir abhängig werden. Gleichzeitig raten uns diese Menschen, bloß nicht damit anzufangen. Die geniale Falle schnappt zu, weil Zigaretten grauenvoll schmecken. Würde die erste Zigarette köstlich schmecken, dann würden sämtliche Alarmglocken schrillen. Aber weil Zigaretten so abscheulich schmecken, sind wir davon überzeugt, nie abhängig zu werden.

Besonders verrückt ist, dass wir wirklich hart daran arbeiten, süchtig zu werden und inhalieren zu können, ohne husten zu müssen. Unser restliches Leben lang versuchen wir dann, uns zu erklären, warum wir rauchen, und probieren immer wieder, damit aufzuhören.

Geld durch den Kamin geblasen

Ein Durchschnittsraucher mit einem Konsum von zwanzig Zigaretten pro Tag gibt im Lauf seines Lebens etwa 100.000–150.000 € nur für Zigaretten aus. Ein ansehnliches Vermögen. Seltsamerweise behaupten selbst Raucher, die es sich eigentlich nicht leisten können, dass sie das Geld nicht interessiert. Warum eigentlich nicht?

Wir riskieren entsetzliche Krankheiten. Aber die meisten von uns verschließen vor diesen Gefahren die Augen und erklären: »Mir wird das schon nicht passieren.«

Die Sklaverei des Rauchens scheint uns niemals bewusst zu werden: Die meisten Zigaretten rauchen wir ganz automatisch. Wenn wir rauchen dürfen, tun wir es ganz selbstverständlich. Sobald wir bewusst über das Rauchen nachdenken, wünschen wir, wir hätten niemals damit begonnen. Die Hälfte unseres Lebens fühlen wir uns elend und benachteiligt, sobald wir an einem Ort nicht rauchen dürfen. Rauchen bedeutet, ein Leben lang von der übrigen Bevölkerung abgelehnt zu werden. Der schlimmste Aspekt am Rauchen ist jedoch, dass sich ansonsten intelligente, gesunde und attraktive Menschen ihr ganzes Leben lang selbst verabscheuen: Jede Krebswarnung, jeder Husten, jedes Asthma, jede Bronchitis, jeder besorgte Blick von Familienmitgliedern oder Freunden, jedes Rauchverbot und jede einsame Zigarette inmitten von Nichtrauchern ruft bei Ihnen das grauenvolle Gefühl hervor, schmutzig und dumm zu sein.

Bevor Sie nikotinabhängig wurden, kamen Sie ohne Rauchen aus. Sie konnten gesellschaftliche Ereignisse genießen, mit Stress fertig werden und waren ohne Zigarette rundum glücklich. Glauben Sie wirklich, dass sich irgendjemand tatsächlich für ein Leben als Raucher entscheiden würde? Hegen nicht viele Raucher insgeheim die Wunschvorstellung, eine Party auch ohne Zigarette genießen zu können?

Niemand will süchtig sein

Wenn Sie daran zweifeln, sollten Sie dieses Kapitel nochmals von Beginn an lesen. Erinnern Sie sich dabei an die zweite Anweisung: Bleiben Sie offen. Selbst der größte Dummkopf auf diesem Planeten würde sich nicht dazu entschließen, Raucher zu werden, geschweige denn ein vernünftiger intelligenter Mensch, wie es die Mehrzahl aller Raucher ist. Sobald Sie die Raucherfalle verstehen, erscheint sie Ihnen faszinierend. Doch bis dahin wirkt es, als stünde alles auf dem Kopf. Weder in der Vergangenheit noch in der Gegenwart gibt es auch nur einen Raucher, der sich tatsächlich zum Rauchen entschieden hätte. Stellen Sie sich nun vor, ich würde Ihnen sagen, dass Rauchen überhaupt nichts bringt. Lassen Sie mich das ganz klarstellen: Ich meine nicht, dass die Nachteile des Rauchens die Vorteile bei Weitem überwiegen – das weiß jeder Raucher sein Leben lang. Ich meine, dass es keine Vorteile gibt, dass alles nur Illusionen sind. Nehmen Sie an, ich könnte Sie überzeugen, dass Rauchen nicht nur keine Hilfe gegen Langeweile und Stress bietet und ebenso wenig Ihre Entspannung und Konzentration fördert, sondern das genaue Gegenteil! Dass Ihnen Rauchen nicht nur keinen Mut und kein Selbstvertrauen schenkt, sondern die schlimme Nebenwirkung besitzt, Ihren Mut, Ihr Selbstvertrauen und Ihre Selbstachtung zu zerstören. Würden Sie sich dann noch immer zum Weiterrauchen entscheiden? Wenn Sie mit Ja antworten, schlage ich vor, dass wir nicht länger unsere Zeit zusammen vergeuden. Raucher entscheiden sich nicht zum Rauchen, sie tappen einfach in die Nikotinfalle. Sehen wir ihn uns deshalb näher an.

Den Gefangenen

4 | Der Gefangene

Stellen Sie sich einen Arzt vor, der Folgendes zu einem Gefangenen sagt:

»Hier ist es feucht, und Sie leiden an Lungenentzündung. Sie sind eindeutig unterernährt, und Ihre Familie ist sehr besorgt um Sie. Warum sind Sie nicht vernünftig und gehen nach Hause?«

Man würde einen Arzt, der solch einen Ratschlag erteilt, entweder für zynisch oder für dumm halten. Was der Gefangene tatsächlich braucht, ist ein Schlüssel, mit dem er die Tür seines Gefängnisses aufschließen kann.

Raucher befinden sich in derselben Lage. Man könnte behaupten, der Gefangene hätte keine Chance zur Flucht. Der Raucher dagegen schon. Hat er tatsächlich eine?

Mehrmals in meinem Leben entschloss ich mich, niemals wieder zu rauchen. Aber ohne Erfolg. Wenn Menschen einfach die Wahl haben, Raucher oder Nichtraucher zu sein, warum benötigen sie dann die Hilfe von Allen Carr?

Das Gefängnis ist eindeutig – es besitzt eiserne Gitter. Das Labyrinth hingegen ist nicht so offensichtlich – in ihm gibt es keine eisernen Gitter. Was hält das Opfer also davon ab, das Labyrinth zu verlassen? Die einfache Tatsache, dass es den Ausweg nicht findet! Die Nikotinfalle ist noch viel raffinierter als das Labyrinth, und wenn Sie akzeptieren, dass Raucher nicht rauchen, weil sie sich dazu entschlossen haben, ist es logisch, dass sie aus einem der folgenden 3 Gründe weiterrauchen:

- Sie glauben noch immer, in einem Paradies zu leben, und wollen es nicht verlassen.
- Die Angst vor dem Aufhören lässt Sie zögern.
- Sie haben es bereits versucht und sind gescheitert.

Wir sollten auch anerkennen, dass allein der Wunsch, das Gefängnis zu verlassen, nicht notwendigerweise zur Umsetzung des Plans führt. Wie beim Abnehmen plötzlich jedes Nahrungsmittel zehnmal so köstlich wirkt, machen alle Gründe, mit dem Rauchen aufzuhören, den eigentlichen Schritt nur umso schwerer. Wie die Abspeckdiät ruft auch der Rauchstopp erst einmal das Gefühl von Opfer und Entbehrungen hervor. Wir werden ständig gezwungen, unsere Vergnügungen und unsere Stütze aufzugeben, und je mächtiger die Gründe zum Aufhören werden, desto stärker wehrt sich unser Unterbewusstsein. Stress ist eine der Gelegenheiten, bei denen der Raucher zur Zigarette greift. Sagen Sie ihm einfach, dass diese Angewohnheit tödlich ist, und schon wird seine Hand wieder zum Glimmstängel fahren. Aus diesem Grund versperren Raucher ihren Geist vor sämtlichen Gesundheitswarnungen. Mit unseren Gründen zum Aufhören begeben wir uns in eine Sackgasse: Wir konzentrieren uns hartnäckig auf die Gründe, aus denen wir nicht rauchen sollten. Das Problem besteht aber eigentlich darin, die Argumente *für* das Rauchen aus der Welt zu schaffen.

Der Gefangene in der Zelle braucht niemanden, der ihm die Nachteile seiner Lage beschreibt. Die kennt er nur allzu gut! Er braucht jemanden, der ihm den Schlüssel zu seiner Zelle gibt! Der Raucher hat einen Schlüssel zu seinem Nikotingefängnis direkt vor sich, er braucht nur danach zu greifen:

Allen Carr's Easyway

Warum funktioniert diese Methode? Wenn Sie erwarten, dass ich Sie mit Horrorgeschichten über die fürchterlichen Gesundheitsrisiken abschrecke, die Sie auf sich nehmen, dann lehnen Sie sich zurück. Nichts dergleichen wird geschehen. Meine Methode funktioniert, weil ich keine Zeit damit vergeude, Rauchern etwas zu sagen, was sie bereits wissen – dass Rauchen eine üble Sache ist, die ihre Gesundheit zerstört. Easyway spricht das wahre Problem an und beseitigt den Wunsch zu rauchen.

Einfach mehr Spaß am Leben

Befreien Sie sich von Ihren Ängsten, und Sie werden bald erkennen, dass Sie als Nichtraucher Ihre Mahlzeiten und gesellschaftliche Ereignisse mehr genießen, besser mit Stress umgehen können, nicht den Rest Ihres Lebens nach einer gelegentlichen Zigarette gieren und – besonders wichtig – sich nicht endlos elend fühlen werden. Wenn Sie an diesem Punkt angelangt sind, ist es Zeit, über den Schmutz, die Gesundheitsrisiken, das vergeudete Geld, die Versklavung und all die anderen erbärmlichen Aspekte im Leben von Rauchern nachzudenken. Diese Aspekte werden Ihnen dann nicht mehr als zwingende Gründe erscheinen, Ihr Vergnügen und Ihre Krücke aufzugeben, sondern sie werden zu praktischen Hilfsmitteln, um das zu erreichen, was alle Raucher gerne erreichen würden, nämlich:

- Das Leben so zu genießen, als hätten sie ihre erste Zigarette niemals angezündet.

Ich möchte nicht, dass Sie mit dem Rauchen aufhören, weil es Sie umbringt und ein Vermögen kostet, sondern aus einem ebenso einfachen wie einsichtigen Grund:

- Als Nichtraucher können Sie Ihr Leben viel mehr genießen.

Meine Methode ist der Schlüssel, der Ihnen helfen wird, aus dem Nikotingefängnis zu entkommen. Lassen Sie uns nun den zweiten Irrtum aus dem ersten Kapitel zerstreuen:

Rauchen ist eine Gewohnheit

5 | Rauchen ist eine Gewohnheit

Das vermutlich bekannteste und irreführendste aller Klischees und Gemeinplätze, die von den sogenannten Experten überall verbreitet werden, lautet:

- Rauchen ist eine Gewohnheit, und mit Gewohnheiten ist schwer zu brechen.

Ist Essen eine Gewohnheit? Wenn Sie so denken, versuchen Sie sie doch zu brechen! Nein, Essen ist überlebenswichtig. Es ist wahr, dass unterschiedliche Menschen die Gewohnheit besitzen, ihren Hunger mit den unterschiedlichsten Nahrungsmitteln zu unterschiedlichen Zeiten zu stillen.

Trügerisches Verlangen

Ebenso besitzen Raucher die Gewohnheit, ihre Gier nach Nikotin mit unterschiedlichen Zigarettenmarken zu unterschiedlichen Zeiten zu befriedigen. Rauchen ist keine Gewohnheit, sondern ein trügerisches Verlangen. Sobald die Illusion zerstört ist, bricht auch die »Gewohnheit«.

Ist es schwierig, mit Gewohnheiten zu brechen?

Als Engländer bin ich es gewöhnt, auf der linken Straßenseite zu fahren. Sobald ich jedoch auf den europäischen Kontinent oder in die Vereinigten Staaten reise, breche ich augenblicklich mit dieser lebenslangen Gewohnheit. Aber wenn ich dann wieder zurück in England bin, fällt es mir leicht, auf der linken Seite wieder ruhig und sicher zu fahren.

Ständig Neues

In Wirklichkeit schaffen und brechen wir an jedem Tag unseres Lebens Gewohnheiten. Wir glauben lediglich, dass Gewohnheiten schwer zu brechen sind, weil Rauchen zu jenen allgemein verbreiteten »Gewohnheiten« zählt, die wir nur allzu gerne brechen würden. Da es uns schwerfällt oder geradezu unmöglich erscheint, mit dieser Gewohnheit zu brechen, nehmen wir an, dass es im Allgemeinen schwierig ist, sich von Gewohnheiten zu trennen. Warum aber fällt es uns so schwer, uns von einer Gewohnheit zu trennen, die uns tötet und ein Vermögen kostet, wo wir doch, um diese Gewohnheit loszuwerden, einfach nur die nächste Zigarette nicht mehr anzünden müssten? Weil Rauchen keine Gewohnheit ist:

Rauchen ist Drogenabhängigkeit

Vielleicht erschwert Ihre Angst das Aufhören. Das muss aber nicht sein. Sobald Sie verstehen, was wirklich geschieht, ist es einfach aufzuhören. Wir glauben nur an eine Gewohnheit, weil uns kein vernünftiger Grund einfällt, der unsere Dummheit rechtfertigt. Lassen Sie mich Ihnen jemanden vorstellen:

Das kleine Monster

6 | Das kleine Monster

»Nikotin ist die im Tabak enthaltene Droge. Sie erzeugt rascher eine Abhängigkeit als jede andere Droge. Manchmal reicht dazu bereits eine einzige Zigarette. Jeder Zug an einer Zigarette transportiert eine kleine Dosis Nikotin über die Lungen in das Gehirn. Diese Dosis wirkt rascher als das Heroin, das sich der Drogensüchtige in die Vene spritzt. Innerhalb von dreißig Minuten nach dem Rauchen einer Zigarette fällt der Nikotinspiegel auf die Hälfte und nach einer Stunde auf ein Viertel ab. Dies erklärt, warum die meisten Raucher im Durchschnitt etwa 20 Zigaretten am Tag rauchen. Sobald der Raucher die Zigarette ausdrückt, beginnt das Nikotin den Körper zu verlassen, und der Raucher leidet an Entzugserscheinungen. Sieben Sekunden nach dem Anzünden einer Zigarette wird dem Körper neues Nikotin zugeführt, die Gier hat ein Ende und weicht einem Gefühl von Entspannung und Selbstsicherheit, das die Zigarette dem Raucher vermittelt.«

Dies ist ein Auszug aus einer medizinischen Broschüre, die mir mein Sohn am 15. Juli 1983 gab. Können Sie sich vorstellen, wie sich der Graf von Monte Christo fühlte, als er endlich seinem Gefängnis entfloh? Ohne das Ausmaß seiner Tat in vollem Umfang zu begreifen, hatte mir mein Sohn den Schlüssel übergeben, der mich aus meinem

Nikotingefängnis befreite! Können Sie sich ausmalen, wie meine Freude stieg, als ich erkannte, dass derselbe Schlüssel jeden Raucher aus der Nikotinfalle erlösen konnte? Warum war ich in solch einer Hochstimmung? Immerhin war seit Jahren bekannt, dass Nikotin zu den Suchtgiften zu zählen war. Das ist wahr, aber wie die Gesundheitsrisiken betrachtete man Nikotinabhängigkeit lediglich als störenden Aspekt eines ansonsten angenehmen Zeitvertreibs. Ich erkannte, dass Raucher nicht weiterrauchten, weil es ihnen Spaß machte oder die Zigarette ihre einzige wahre Stütze darstellte, sondern weil sie tatsächlich von Nikotin abhängig waren! Ihre sogenannte Gewohnheit glich zu engen Schuhen, die man nur trägt, um erleichtert aufzuatmen, sobald man sie auszieht! Am Rauchen gibt es viele traurige Aspekte, aber der zweifellos traurigste ist, dass das einzige Vergnügen, das Raucher empfinden, sobald sie eine Zigarette anzünden, ist:

Zu versuchen, sich wie Nichtraucher zu fühlen

Sicherlich handelt es sich hier um einen Widerspruch. Behauptete ich tatsächlich, dass Sie sich wie ein Nichtraucher fühlen, wenn Sie rauchen? Genau das habe ich gesagt. Sie können nicht ableugnen, welche Erleichterung Sie empfinden, sobald Sie zu enge Schuhe ausziehen. Was

Sie allerdings wirklich genießen, ist das Ende der durch die engen Schuhe hervorgerufenen Qual. In anderen Worten, das Vergnügen, sich wie jemand zu fühlen, der keine zu engen Schuhe trägt.

»Wenn es aber so einfach wäre, würde es doch jedem einleuchten?« Lassen Sie mich erklären, warum das nicht so ist. Das kleine Monster ist jenes Gefühl von Leere und Unsicherheit, an dem Raucher leiden, sobald das Nikotin ihren Körper verlässt. Raucher beschreiben es mit dem Bedürfnis, etwas mit ihren Händen tun zu müssen, oder einfach: Ich brauche eine Zigarette! Das wahre Problem ist:

Das große Monster

7 | Das große Monster

Von Geburt an werden wir tagtäglich mit Informationen bombardiert, die uns mitteilen, dass Rauchen cool, angenehm und erwachsen ist, zu Entspannung und Konzentration beiträgt. Langeweile und Stress vertreibt, uns Mut und Selbstvertrauen schenkt und uns ein Freund und eine Stütze ist. Warum sollten wir das nicht glauben? Wenn jemand in einem Film hingerichtet wird, wie lautet dann sein letzter Wunsch? Wünscht er sich eine schöne Frau? Ein erlesenes Essen mit allem Drum und Dran? Nein, es ist immer dasselbe: eine Zigarette. Was sagt uns das?

»Das größte Vergnügen auf Erden beziehungsweise meine größte Stütze in diesem Trauma ist eine Zigarette.« In vielen Filmen treten souveräne, überlegene Helden wie Clint Eastwood mit Zigarette auf. Die subtile Botschaft lautet:

Rauchen macht Spaß

– trotz all der Kosten und Gesundheitsrisiken. Das heißt, noch bevor wir unsere erste Zigarette anzünden, wurden wir bereits einer massiven Gehirnwäsche unterzogen, die uns erklärt, wie viel Vergnügen und welche Vorteile Raucher genießen. Wenn wir dann selbst in die Nikotinfalle tappen und wir uns mit einer Zigarette im Mundwinkel wirklich entspannter und von Stress befreit fühlen, warum sollten wir diese Tatsache dann überhaupt in Zweifel ziehen?

Im Wörterbuch wird GEHIRNWÄSCHE folgendermaßen erklärt: »Eine Person wird durch starken mentalen Druck gezwungen, alte Überzeugungen abzulegen und neue anzunehmen.« Meine Methode ist eine Art Gegengehirnwäsche: Wer mitmacht, sieht danach wieder klar. Das große Monster ist die Gehirnwäsche. Kein Raucher wurde genau derselben Gehirnwäsche unterzogen wie ein anderer. Wenn Sie dieses Buch lesen, werden Sie bemerken, dass einige Faktoren mehr auf Sie zutreffen als andere. Ihre sechste Anweisung lautet deshalb:

- Notieren Sie jene Faktoren, die Ihnen besonders einleuchtend erscheinen!

Der erste Grund dafür, dass die Nikotinfalle so schwer durchschaubar ist, liegt in der Gehirnwäsche, die wir durchgemacht haben – dem GROSSEN MONSTER. Der zweite Grund ist, dass das kleine Monster so unsichtbar ist, dass wir sein Vorhandensein kaum erkennen. Es gibt keinen körperlichen Schmerz, nur ein unangenehmes Gefühl von Leere und Unsicherheit. Der dritte Grund ist, dass dieses Gefühl normalem Hunger und normalem

Stress gleicht, und der vierte, dass es so langsam und allmählich auftritt, dass wir nicht erkennen, was mit uns geschieht. In meinem Buch *Endlich Wunschgewicht* erklärte ich, dass wir in Panik zum Arzt laufen würden, wenn uns über Nacht ein grotesker 15 kg schwerer Bauch wüchse. Wir würden uns angsterfüllt fragen, welch entsetzliche Krankheit wir uns gezogen hätten.

Die Lösung liegt auf der Hand

»Keine Sorge, es sieht zwar fürchterlich aus, aber glücklicherweise gibt es eine einfache Kur. Sie müssen nur beginnen, sich richtig zu ernähren«, würde unser Arzt dann sagen.

Selbst wenn die empfohlene Ernährung grauenhaft schmeckte, würden wir unsere Medizin überglücklich einnehmen. Da die erste Zigarette so abscheulich schmeckt, sind wir davon überzeugt, nicht abhängig zu werden. Weil dieses Gefühl von Leere und Unsicherheit kaum fühlbar ist und normalem Hunger und gewöhnlichem Stress gleicht, sind wir uns seines Vorhandenseins beinahe nicht bewusst. Und weil unsere Tabakmenge in den Anfangstagen gering ist, die Einnahme in großen Abständen erfolgt und wir die meiste Zeit über nicht rauchen, betrachten wir dieses Gefühl als normal.

Verkehrtes Gefühl

Der fünfte und mächtigste Grund, warum wir zum Narren gehalten werden, ist, dass das Gefühl verkehrt herum wirkt. Erst wenn wir nicht rauchen, leiden wir an dieser Leere und Unsicherheit, und sobald wir eine Zigarette anzünden, fühlen wir uns tatsächlich entspannter und weniger gestresst als einen Augenblick zuvor. Es ist stets dieselbe Kombination aus diesen 5 Faktoren, die sämtliche Süchte nahezu ausweglos erscheinen lässt. Da wir nur dann an der Leere und Unsicherheit leiden, wenn wir nicht rauchen, machen wir nicht die Zigarette für dieses Gefühl verantwortlich. Und da es sich teilweise auflöst, sobald wir eine Zigarette anzünden, wird unser Gehirn zu dem Glauben verleitet, dass uns der Glimmstängel Selbstvertrauen gibt, anstatt es zu zerstören. Stellen Sie sich einen Heroinsüchtigen ohne Heroin vor: das Elend, die Panik, die Angst. Malen Sie sich nur die wundervolle Erleichterung aus, sobald er schließlich seine Dosis bekommt und sich die Nadel in die Vene sticht.

Glauben Sie, dass es Heroinsüchtigen tatsächlich Freude bereitet, eine Nadel in ihre Vene zu stoßen?

Jemand, der nicht von Heroin abhängig ist, gerät einfach nicht in Panik, wenn er kein Heroin bekommen kann. Die Gesellschaft lehrte mich, dass Junkies Heroin einnehmen, um großartige Höhenflüge zu erleben und dann abhängig werden. Erscheint Ihnen das logisch?

5 Gründe, warum wir die Nikotinfalle nicht durchschauen

- Das große Monster: Es wird uns ständig suggeriert, Rauchen sei chic und cool und wirke entspannend.
- Das kleine Monster: Rauchpausen schmerzen nicht, sie erzeugen nur ein unauffälliges Leeregefühl.
- Das Leeregefühl gleicht einem normalen Hungergefühl.
- Das Gefühl schleicht sich langsam und fast unmerklich bei uns ein.
- Das Gefühl wirkt verkehrt herum: Nur wenn man nicht raucht, fühlt man sich schlecht.

Lassen Sie mich Ihnen den Unterschied zwischen einem echten Höhepunkt und Drogenabhängigkeit erklären. Ein echter Höhepunkt im Leben ist ein Vergnügen und keine Notwendigkeit. Außerdem besitzt er keine negative Seite. Sie genießen ihn, solange er anhält, fühlen sich danach aber nicht zwangsläufig elend und verlassen.

Einen echten Höhepunkt können Sie genießen oder beiseitelassen, aber der Junkie ist gezwungen, den Vorgang zu wiederholen, selbst wenn er sich dafür eine Injektionsspritze in eine Vene stoßen oder widerlichen Rauch einatmen muss.

Flucht vor dem Tief

Der Heroinsüchtige sticht sich nicht eine Nadel in seine Vene, um einen Höhepunkt zu erleben, sondern weil er dem entsetzlichen Tief entfliehen will, das die vorige Dosis zurückgelassen hat. Raucher füllen ihre Lungen aus demselben Grund mit giftigem Rauch. Auch sie versuchen, der Leere und Unsicherheit zu entfliehen, die die erste Zigarette ausgelöst hat. Beneiden Sie Drogensüchtige? Selbstverständlich nicht. Ganz im Gegenteil, wir bemitleiden sie. Genau dieses Gefühl bringen Nichtraucher für Sie auf, sobald Sie Ihre Lungen mit krebserregendem Rauch füllen.

Wollen Jugendliche rauchen?

Die Gesellschaft nimmt irrtümlich an, dass Jugendliche zu rauchen beginnen, weil sie es für cool halten und es sie erwachsen wirken lässt.

Das ist nicht wahr. Vertrauen Sie nicht einfach auf mein Wort, sondern sprechen Sie mit einem Jugendlichen, der noch nicht abhängig ist. Instinktiv verabscheuen alle Jugendlichen das Rauchen so lange, bis sie selbst süchtig werden. Erst wenn wir in die Falle getappt sind und zurückblicken, denken wir: »Damals muss mir Rauchen cool vorgekommen sein. Warum hätte ich mich sonst so abgemüht, abhängig zu werden?«

Wenn Sie alle Anweisungen befolgen, werden Sie schon bald andere Raucher nicht mit neidvollem Blick, sondern wie einen Heroinsüchtigen mit aufrichtigem Mitleid betrachten. Sie werden sich dann fragen, warum Sie Zigaretten jemals brauchten und warum Sie Ihre rauchenden Freunde und Verwandten nicht von Ihrem neuen Grundsatz überzeugen können:

- Es ist wundervoll, Nichtraucher zu sein!

Vielen Rauchern fällt es schwer zu akzeptieren, dass wir nur weiterrauchen, um dem kleinen Monster Futter zu verschaffen. Bevor wir überhaupt den Versuch unternehmen, all die durch Gehirnwäsche eingeprägten Illusionen zu beseitigen, müssen Sie sich zunächst dieser einen Tatsache stellen. Vermutlich hilft es Ihnen, wenn Sie die Abhängigkeiten früherer Generationen auch als solche erkennen, wie etwa

Das Tabakschnupfen – auch eine Sucht

8 | Das Tabakschnupfen – auch eine Sucht

Schnupftabak ist nichts anderes als getrockneter Tabak. Das Schnupfen selbst weist viele Ähnlichkeiten mit dem Rauchen auf. In früheren Zeiten galt es als geselliger Zeitvertreib, der ebenso wie Rauchen jahrelang gesellschaftlich anerkannt war. Warum wurden beide Formen von Tabakgenuss als gesellig angesehen? Weil Sie sich dumm vorkommen, sobald Sie von einer Droge abhängig werden, und sich nur halb so elend fühlen, wenn Sie jemand finden, der ein ebenso großer Dummkopf ist wie Sie selbst. Wenn Sie gar auf eine ganze Gruppe von Dummköpfen stoßen, könnten Sie glauben: »Offenbar bin ich doch nicht solch ein Trottel. Am Rauchen muss was dran sein, ansonsten würden nicht all diese anderen intelligenten Menschen rauchen.« Alle Drogenabhängigen neigen dazu, sich zu Gruppen zusammenzuschließen.

Silber für schmutzigen Rauch

Sowohl Schnupfen als auch Rauchen sind schmutzige, widerliche Hobbys. Diesen Umstand versuchen Schnupfer und Raucher hinter attraktiven Accessoires zu verbergen.

So tauchten mit dem Schnupfen die silberne Tabakdose und mit dem Rauchen das goldene oder silberne Zigarettenetui und das teure Feuerzeug auf. Ist Ihnen aufgefallen, wie selten Sie heute ein Zigarettenetui sehen? Selbst die kostbaren Feuerzeuge sind aus der Mode gekommen. Seit Rauchen nicht mehr gesellschaftlich anerkannt ist, ging auch die Illusion verloren, dass es Spaß macht. Alle Raucher hoffen, bald aufzuhören.

Suche nach Begründungen

Wie Raucher greifen auch Schnupfer zu irrationalen Argumenten, um ihre Dummheit zu rechtfertigen. Glauben Sie, Junkies stechen sich eine Nadel in die Vene, weil ihnen der Vorgang des Spritzens so gefällt? Gewiss nicht, sie tun es, um ihre Dosis Heroin zu bekommen. Glauben Sie, Kokainsüchtige schnupfen, weil ihnen das Schnupfen so gefällt? Gewiss nicht, sie tun es, weil sie kokainabhängig sind!

Glauben Sie wirklich, Tabakschnupfer schnupfen, weil es ihnen Freude bereitet? Gewiss nicht. Wenn dem so wäre, warum schnupfen sie dann nicht Pfeffer? Sie tun es aus einem einzigen Grund, weil sie nach der stärksten, dem Menschen bekannten Droge süchtig sind – sie sind

Nikotinabhängig

Sobald Sie deutlich erkennen, dass Menschen nur aus dem einen einzigen Grund so dumm sind, Tabak durch die Nase einzuatmen, weil sie nikotinabhängig sind, sollten Sie auch eindeutig begreifen können, dass Raucher nur aus dem einen Grund ein Vermögen für giftige Glimmstängel ausgeben, sie sich in den Mund stecken, anzünden und den ekelhaften Rauch in ihre Lungen ziehen, weil auch sie NIKOTINABHÄNGIG SIND! Wir glauben, dass es uns ein echtes Vergnügen bereitet, unsere Lungen mit Rauch zu füllen, und dass die Gefahr für die Gesundheit, die hohen Ausgaben und die Nikotinabhängigkeit nur lästige Nebeneffekte sind, die unseren Spaß stören. Gäbe es doch bloß eine unschädliche Zigarette. Haben Sie jemals Kräuterzigaretten versucht? Wenn ja, dann wissen Sie, dass sie ebenso grauenvoll schmecken wie gewöhnliche Zigaretten. Wie lange Sie es auch mit ihnen aushalten: Im Gegensatz zu üblichen Zigaretten werden Sie bei Kräuterzigaretten niemals der Illusion verfallen, dass Sie sie genießen, denn sie enthalten kein Nikotin.

Morgendliches Ritual

Raucher sind davon überzeugt, dass Rauchen tatsächlich Spaß macht, weil es dem Ritual des Essens gleicht. Aus diesem Grund wurde ich zum Kettenraucher.

Wenn wir morgens aufwachen, entledigen wir uns zunächst aller Unannehmlichkeiten. Wir leeren die Blase und stillen unseren Durst. Nichtraucher werden auch ihren Hunger durch ein Frühstück besänftigen. Raucher kennen eine zusätzliche Unannehmlichkeit: Das kleine Monster hat nahezu 8 Stunden lang keine Nahrung erhalten. Das Gefühl der Leere gleicht dem Hunger nach Nahrung. Deshalb geben wir der natürlich Neigung nach und zünden eine Zigarette an. Viele Raucher betrachten deshalb die erste Zigarette des Tages als etwas Besonderes. Ironischerweise schmeckt genau diese Zigarette am scheußlichsten und reizt uns zum Husten und Spucken. Obwohl sich das Verlangen nach Nahrung und die Gier nach Nikotin gleichen, lässt sich mit dem einen nicht das andere stillen. Weil ich zwar mit der ersten Zigarette des Tages das kleine Monster besänftigt, aber meinen Hunger nicht mit einem Frühstück gestillt hatte, hielt das Gefühl von Leere an. Für mein verwirrtes Gehirn bedeutete das nur eines: Ich brauchte eine weitere Zigarette. Selbstverständlich stillte auch diese zweite Zigarette nicht meinen Hunger nach Nahrung.

Wie viele andere Raucher gewöhnte ich mir jedoch auf diese Weise ab, überhaupt zu frühstücken.

Nun könnten Sie den Eindruck gewinnen, dass ich mir damals all dieser Faktoren bewusst war. Keineswegs. Erst als ich das Wesen der Falle begriff, erkannte ich im Rückblick die Gründe für ein Verhalten, das mir in diesem Augenblick unglaublich dumm erschien.

Die Leere bleibt

Schließlich ließ ich auch das Mittagessen weg und rauchte stattdessen eine Zigarette nach der anderen. Ich freute mich regelrecht auf das Ende jedes Arbeitstages, weil ich dann endlich für eine Weile zu rauchen aufhören und meinen Lungen Ruhe gönnen konnte. Ich verschlang ein gewaltiges Abendessen, doch der Hunger blieb. Ich stopfte eine Orange nach der anderen in mich hinein, doch auch sie konnten meinen Hunger nicht stillen. Ich erkannte nicht, dass ich den Vorgang umgekehrt hatte. Jetzt gierte mein Körper nach Nikotin, und es half nichts, dass ich unendliche Mengen an Nahrung in mich hineinschob.

Das Gefühl von Leere wollte nicht weichen. Ich war ein Kettenraucher, nahm weder Frühstück noch Mittagessen zu mir und hatte dennoch beträchtliches Übergewicht. Rauchen hilft nicht beim Abnehmen, ganz im Gegenteil, es bewirkt ein Gefühl von Leere.

Echtes Gift

Nikotin ist nicht nur ein Suchtmittel, sondern auch ein mächtiges Gift. So gehört die Tabakpflanze zur Familie der tödlichen Nachtschattengewächse und enthält neben Nikotin weitere giftige Bestandteile. Nikotin zählt zu den stärksten, dem Menschen bekannten Giften. Es wird zum Beispiel auch zur Schädlingsbekämpfung eingesetzt.

Würden Sie sich den Nikotingehalt einer einzigen kleinen Zigarette direkt in eine Vene injizieren, würde es Sie töten. Bitte tun Sie es nicht. Ein Student versuchte es vor etlichen Jahren und starb.

Wenn Sie Rauchen lernen, trainieren Sie Ihr Gehirn und Ihren Körper lediglich, gegen Schmutz und schädliche Stoffe immun zu werden.

Der menschliche Körper ist eine hochentwickelte Maschine. Sobald Sie ihm Gift zuführen, warnt er Sie. Deshalb wird Jugendlichen beim ersten Lungenzug übel, und sie beginnen zu husten. Unser Körper warnt uns:

Du gibst mir Gift! Bitte hör damit auf!

Wenn Sie diese Warnung missachten und weiterhin regelmäßig Gift rauchen, wird Ihr Körper versuchen, Sie zu beschützen. Er wird gegen das Gift und das Suchtmittel immun.

Gesteigerte Abwehrkraft

Der russische Mönch Rasputin (1864–1916), Günstling am Zarenhof und angeblicher Wundertäter, vertrug das Zwanzigfache einer tödlichen Dosis Arsen, weil er aus Furcht vor Anschlägen allmählich Widerstandskraft gegen das Gift aufgebaut hatte. Schließlich fiel er doch einem Mord zum Opfer, allerdings nicht durch Gift.

Wenn Sie sich nun eine Zigarette anzünden, um die Leere zu vertreiben, gelingt Ihnen das nur noch teilweise. Dennoch werden Sie sich entspannter fühlen als vor der Zigarette, weshalb Ihr Geist weiterhin dem Irrtum erliegt, dass Ihnen das Rauchen Vergnügen bereitet und eine Stütze ist.

Je tiefer Sie die Droge hinabzieht, desto widerstandsfähiger wird Ihr Körper und desto weniger Erleichterung bietet das Suchtmittel gegen die von ihm hervorgerufene Nervosität. Selbst während Sie rauchen, fühlen Sie jetzt eine ständig wachsende Leere. Bewusst oder unbewusst suchen Sie nach etwas, das diese Leere füllt. Ich hatte Glück und wurde zum Vielfraß. Unzählige Raucher greifen in dieser Situation zu Alkohol oder anderen Drogen.

Nikotin bewirkt nicht nur eine körperliche Leere, sondern schafft auch die geistige Illusion, dass wir eine chemische Stütze benötigen. Die Zigarette ist nur das dünne

Ende eines Keils. Sobald sie unser doppeltes Gefühl von Leere nicht mehr stillt, suchen wir nach Alternativen. Diese Spirale trägt zu der Annahme bei, dass es tatsächlich suchtanfällige Menschen gibt.

Weil Raucher, die nach der Willenskraft-Methode aufzuhören versuchen, als Nikotinersatz zu Süßigkeiten und Schokolade greifen, nehmen wir an, dass Rauchen zum Abnehmen beiträgt. In Wirklichkeit verdanken diese Raucher ihr Übergewicht aber den Ersatzmitteln und nicht dem Umstand, dass sie zu rauchen aufgehört haben. Mit diesem Thema werde ich mich etwas später befassen. Kehren wir nun zu den Ähnlichkeiten zwischen Essen und Rauchen zurück.

In beiden Fällen sind Sie sich Ihres Gefühls direkt nach Beendigung Ihres Mahls oder dem Ausdrücken der Zigarette nicht bewusst. Im Gegenteil, Sie empfinden jeweils etwas wie Befriedigung. Erst nach einiger Zeit gibt Ihr Körper an Ihr Gehirn den Befehl weiter: Ich brauche Nahrung bzw. Nikotin. Wenn es Ihnen nicht möglich ist, dieses Verlangen augenblicklich zu stillen, beginnt Ihre Qual.

Essen und Rauchen

Die wundervolle Wahrheit lautet: Obwohl es scheint, als bestünde zwischen Rauchen und Essen eine Ähnlichkeit, handelt es sich aus mehreren Gründen um genau gegenteilige Bedürfnisse. Hunger ist das Verlangen nach Nahrung. Nahrung ist für unsere Gesundheit, Energie, Lebensfreude, Langlebigkeit und unser Überleben an sich unerlässlich. Beim Rauchen inhalieren Sie ein tödliches Gift. Wenn Sie hungrig sind und gute Nahrung zu sich nehmen, schmeckt sie auch gut. Wenn Sie hingegen Ihre Gier nach Nikotin befriedigen, müssen Sie Ihre Lunge mit giftigen Gasen füllen. Das ist außerordentlich unangenehm. Falls Sie das noch nicht akzeptieren können, sollten Sie, bevor Sie weiterlesen, eine Zigarette nach der anderen inhalieren, bis Sie erkennen, dass es zweifelsohne sehr unangenehm ist, giftigen Rauch einzuatmen.

Der bedeutendste Unterschied zwischen Essen und Rauchen besteht jedoch darin, dass Essen keinen Hunger nach Nahrung hervorruft. Im Gegenteil, es stillt ihn. Nicht für alle Zeit, doch das ist auch gut so, denn dadurch können wir uns unser gesamtes Leben lang das Vergnügen gönnen, unseren Hunger nach Nahrung zu stillen. Anstatt das Gefühl von Leere und Unsicherheit und die Gier nach Nikotin zu beenden, ruft Rauchen genau dieses Verlangen hervor und garantiert, dass wir unser restliches Leben lang Qualen leiden werden. Bevor wir zu rauchen begannen, brauchten wir keine Zigarette.

Rat von Sherlock Holmes

Einige sagen mir: »Wie können Sie behaupten, dass sich Raucher augenblicklich entspannen, sobald sie sich eine Zigarette anzünden, und gleichzeitig erklären, dass ihnen Rauchen weder Vergnügen bereitet noch eine Stütze ist?« Weil sie sich auch während des Rauchens körperlich und seelisch schlechter fühlen, als wenn sie Nichtraucher wären. Jede einzelne Zigarette steigert nur das Problem, anstatt es zu lösen. Falls Sie das bisher noch nicht klar erkannt haben, sollten Sie das Buch noch einmal von vorne lesen. Seien Sie in diesem Fall nicht enttäuscht. Schließlich kann man eine lebenslange Gehirnwäsche nicht immer sofort rückgängig machen. Wichtig ist jedoch, dass Sie es versuchen. Woher weiß ich, dass ich recht habe und dass das, was ich erzähle, die Wahrheit ist? Sherlock Holmes sagte:

»Sobald Sie das Unmögliche ausgeschlossen haben, muss das, was übrig bleibt – und sei es noch so unwahrscheinlich –, die Antwort sein.«

Sobald Sie das Wesen der Drogensucht begreifen, ist die einzige übrige Alternative nicht das Unwahrscheinliche, sondern etwas, das so klar und deutlich vor Ihnen liegt, dass Sie sich fragen, wie man all diese Menschen so lange zum Narren halten konnte. Inzwischen sind wir imstande, viele der in Kapitel 1 angeführten Illusionen zu erklären. Beginnen wir mit:

Die Umkehr der Gehirnwäsche

9 | Die Umkehr der Gehirnwäsche

Wir haben bereits die ersten zwei in Kapitel 1 angeführten Irrtümer zerschlagen. Sofern Sie die Erklärung akzeptieren, dass Raucher nur weiterrauchen, weil sie dem kleinen Monster in ihrem Inneren Futter verschaffen müssen, können wir auch die anderen rasch beseitigen. Genießen Raucher das Rauchen? Wenn Sie die fünfte Anweisung befolgten, haben Sie diese Frage bereits beantwortet. Falls nicht, rate ich Ihnen, nun sechs tiefe Züge einer Zigarette zu inhalieren und sich zu fragen, was Sie daran tatsächlich genießen.

Die letzte Mango

Ist es der Geschmack? Wir essen Zigaretten nicht! Woher kommt dann der Geschmack? Und selbst wenn wir diesen Geschmack lieben – und ich liebe Mangos –, muss ich nicht täglich zwanzig Stück davon essen und gerate auch nicht in Panik, wenn ich meine letzte Mango verzehrt habe. Würde ich nun in meinem Leben niemals wieder eine Mango zu essen bekommen, würde mich auch das nicht übermäßig beunruhigen.

»Aber ich genieße die eine Zigarette nach dem Essen.«

Warum sollte dieselbe Zigarette aus derselben Packung nach dem Essen anders schmecken? Natürlich ist dies nicht der Fall. Wenn Raucher ihre bevorzugte Marke nicht bekommen können, rauchen sie lieber ein altes Tau als gar nichts. Schon der Ausdruck »nach dem Essen« ist eine Täuschung. Die meisten Raucher rauchen bereits zwischen den einzelnen Gänge und einige sogar währenddessen. Eine Mahlzeit ist ein wirklich angenehmes Erlebnis. Das Abendessen ganz besonders, da die Arbeit des Tages erledigt ist und wir uns nun setzen und erholen können. Wir befriedigen unseren Hunger und Durst und sollten vollkommen entspannt sein. Nichtraucher sind das auch tatsächlich. Raucher hingegen können sich erst entspannen, wenn sie das Nikotinmonster gefüttert haben. Sie genießen nicht wirklich diese eine Zigarette nach der Mahlzeit, sie fühlen sich nur elend, solange sie das kleine Monster nicht zufriedenstellen können. Diese Zigarette scheint besser zu schmecken, denn sie bewirkt nicht nur eine kleine Veränderung, sondern macht den Unterschied aus zwischen Zufriedenheit und tiefstem Elend.

Warum Raucher nicht tanzen können

Öffnen Sie Ihre Augen. Wie viele Mahlzeiten haben Sie bereits in Ihrem Leben zu sich genommen? Mit Sicherheit erinnern Sie sich ausschließlich an jene Gelegenheiten, an denen Sie, aus welchen Gründen auch immer, nicht rauchen konnten und sich deswegen schlecht fühlten. Wir glauben, dass Rauchen uns hilft, uns auf Partys zu entspannen. Dann stehen wir mit dem Getränk in der einen und der Zigarette in der anderen Hand und weigern uns zu tanzen, weil wir dafür unsere Zigarette ausdrücken müssten. Raucher genießen die Zigarette nach der Mahlzeit oder auf Partys nicht, aber ohne sie geraten sie einfach in Panik. Für Nichtraucher sind Essen und Partys tatsächlich angenehme und aufregende Ereignisse. Erinnern Sie sich stets daran, dass die Zigarette selbst niemals anders schmeckt. Sie ist immer giftig, ekelhaft und unangenehm. Nur der Anlass lässt einige Zigaretten kostbarer erscheinen als andere.

Kampf dem kleinen Monster

»Jeder Raucher weiß, dass Rauchen Langeweile vertreibt.« Kommen Sie schon, ich habe Sie aufgefordert, offen zu sein. Was ist an einer Zigarette so fesselnd? Denken Sie mit der Zigarette in der Hand tatsächlich: »Wow, was für eine interessante Zigarette!« Versuchen Sie, das kleine Monster als ständiges, kaum wahrnehmbares Ärgernis zu betrachten. Wenn ein nicht von Stress belasteter Gedanke Sie beschäftigt, bemerken Sie das kleine Monster gar nicht. Sobald Sie aber gelangweilt oder entspannt sind, lenkt nichts Ihren Geist ab, und Sie zünden sich automatisch eine Zigarette an. Können Sie sich etwas Langweiligeres vorstellen als mich, während ich eine Zigarette nach der anderen rauche?

In Wahrheit steigert Rauchen die Langeweile aus zwei gewichtigen Gründen: Erstens werden wir zunehmend träger und besitzen nicht mehr die Energie, um einem Zeitvertreib nachzugehen, der unseren Geist beschäftigt, und zweitens meiden wir aufgrund unserer trügerischen Abhängigkeit von der Droge bewusst oder unbewusst Situationen, in denen uns das Rauchen verboten wird.

Zwei gleichzeitig

Warum scheint Rauchen die Konzentration zu steigern? Weil jede Ablenkung die Konzentration behindert. Das kleine Monster sorgt für ständige Ablenkung. Das Telefon läutet, und ohne nachzudenken, zünden Sie sich bereits automatisch eine Zigarette an. Augenblicklich fällt es Ihnen leichter, sich zu konzentrieren, denn Sie haben sich teilweise von Ihrer Ablenkung befreit. Weil Sie sich aber nur teilweise befreiten, liegt Ihre Konzentrationsfähigkeit noch stets unter dem Wert, den sie erreichen könnte, sobald das Monster tot ist.

Kettenrauchen ist ein Albtraum. Jedes Mal, wenn Sie eine Zigarette wirklich brauchen, rauchen Sie bereits eine.

Sobald das Telefon läutete, drückte ich die Zigarette aus, die ich gerade rauchte, nur um des Vergnügens willen, mir eine neue anzünden zu können. Gelegentlich bemerkte ich, dass zwei zur selben Zeit brannten. Das ist der Augenblick, in dem in Ihnen der Verdacht aufkeimen sollte, dass Ihnen die Zigarette überhaupt nichts bringt.

Coole Snooker

Die Zigarette befreit Sie nicht von dem Gefühl der Panik. Im Gegenteil, sie verursacht es. Nichtraucher leiden nicht an dieser Art von Panik, und Sie litten auch nicht daran, bevor Sie süchtig wurden. Möglicherweise fällt es Ihnen schwer, das zu glauben, aber sobald wir die beiden Monster vernichtet haben, werden auch Sie nicht mehr daran leiden.

In meiner Jugend waren die besten Spieler bei Snooker, Darts und Pool-Billard starke Raucher. Offensichtlich beruhigte das Rauchen ihre Nerven. Ich erinnere mich an den Weltmeister im Snooker, »Hurricane« Higgins. Sein Gesicht war ständig in Bewegung. Sobald er eine Zigarette anzündete, wirkte es, als würde er sie verschlingen, und seine Wangen zogen sich zusammen, als versuchte er, das Nikotin herauszusaugen. Da ich von Geburt an einer Gehirnwäsche unterzogen worden war, die mich glauben ließ, dass Rauchen die Nerven entspannt, bestätigte »Hurricane« Higgins, wenn er sich eine Zigarette anzündete, lediglich diese Überzeugung.

Mir kam niemals der Verdacht, dass das kleine Monster die Nervosität eher steigerte als besänftigte. Es ist erstaunlich, wie klar und deutlich alles wird, sobald Sie Rauchen nicht mehr durch eine rosarote Brille betrachten. In den letzten beiden Jahrzehnten beherrschten zwei Spieler die Welt des Snookers: Steve Davis und Stephen Hendry – beide Nichtraucher. Sie widerlegten unzweifelhaft den Mythos, dass Rauchen die Nerven entspannt.

Ich erinnere mich, wie wütend ich wurde, wenn eines meiner Kinder etwas angestellt hatte. Meine Reaktion stand in keinem Verhältnis zu der Missetat. Ich war davon überzeugt, dass etwas mit meinem Charakter nicht stimmte und dass mir Rauchen half, mich zu entspannen. Erst als ich aufhörte zu rauchen, erkannte ich, dass das kleine Nikotinmonster das Einzige an mir war, was nicht stimmte.

Bisher konnten wir schon elf der im ersten Kapitel aufgelisteten 20 Illusionen ausräumen. Befassen wir uns nun mit Nr. 13:

Sind Raucher dumm?

10 | Sind Raucher dumm?

Die einfache Antwort lautet: Nein! Außer der Raucher hält sie nicht für dumm, dann lautet die Antwort: Ja! Diese Aussage wirkt widersprüchlich und könnte leicht Verwirrung stiften. Gestatten Sie mir eine Erklärung: Würde ein Raucher sämtliche Nachteile des Rauchens auf einer Seite anführen und sämtliche Vorteile auf der anderen, jeder einzelnen Eintragung eine Punktezahl zwischen eins und zehn zuweisen und jeweils die Summe berechnen, dann ergäbe die Antwort hundertfach:

Rauchen ist dumm!

Deshalb erblassen alle Raucher bei dem Gedanken, dass auch ihre Kinder rauchen könnten, und fühlen sich selbst instinktiv dumm. Möglicherweise fühlen Sie sich dumm, aber Sie sollten sich daran erinnern, dass Sie die Entscheidung, Raucher zu werden, nicht bewusst getroffen haben. Ganz im Gegenteil wurden Sie regelrecht hineingelockt in die DUNKELSTE UND GENIALSTE FALLE, DIE NATUR UND MENSCH GEMEINSAM JEMALS ENTWORFEN HABEN! Aus welchem anderen Grund waren noch vor wenigen Jahrzehnten über 90 Prozent der männlichen

Bevölkerung unserer westlichen Gesellschaft nikotinabhängig? Aus welchem anderen Grund tappen auch heute, in unserem sogenannten aufgeklärten Zeitalter, so viele Jugendliche in diese Falle?

Wir alle wissen, dass Rauchen dumm ist, aber das bedeutet nicht zwangsläufig, dass auch die Raucher selbst dumm sind. Haben Sie jemals versucht, Rubiks Zauberwürfel zu lösen? Ich liebe derartige Spiele, aber bin ich etwa dumm, nur weil es mir nicht gelingt, diesen vertrackten Würfel zu lösen? Im Gegenteil, ich hätte mich als Genie betrachtet, wäre es mir geglückt.

Variabler Würfel

Der Ungar Ernö Rubik erfand 1977 als Geschicklichkeitsspiel einen Würfel, der auf seinen sechs Außenseiten je drei x drei drehbare Teilwürfel aufweist. Daraus ergeben sich 43.252.003.274.489.850.000 verschiedene Kombinationsmöglichkeiten.

Ist die Nikotinfalle genialer als der Zauberwürfel? Beurteilen Sie die Frage selbst. Abraham Lincoln erklärte, dass es unmöglich sei, alle Menschen ständig zum Narren zu halten. Ich glaube ihm. Aber generationenlang gelang der Nikotinfalle genau das. Ich weiß nicht, wie viele Menschen ohne Hilfe den Zauberwürfel gelöst haben, aber ich glaube, der einzige Mensch zu sein, der das Geheimnis der Nikotinfalle gelöst hat.

Mein ganzes Raucherleben über verachtete ich mich selbst. Anfangs, weil ich dumm genug gewesen war, in die Falle zu tappen, und später, weil ich weder den Verstand noch die Willenskraft besaß, mich aus ihr zu befreien. Heute begreife ich die volle Genialität der Falle und verachte mich keineswegs mehr. Dumm ist nicht der Raucher selbst, sondern das, was er tut. Außer natürlich, wenn er versucht, sich selbst zu täuschen, indem er behauptet, aus freiem Willen zu rauchen, oder wenn er eine genaue Karte besitzt, die ihn aus dem Labyrinth herausführen könnte, sie aber nicht benutzt. Wenden wir uns dem nächsten Irrtum zu:

Zum Aufhören braucht man Willenskraft.

11 | Zum Aufhören braucht man Willenskraft

Als ich den LEICHTEN WEG entdeckte, dachte ich natürlich, dass die Tabakindustrie mein Hauptgegner im Kampf gegen die Nikotinsucht sein würde. Sie wurde jedoch von Institutionen, die ich unter meinen Bundesgenossen glaubte, auf den zweiten Rang verdrängt. Kaum zu glauben: Unsere Regierung, die auf Zigarettenpackungen und Werbematerial einen Hinweis auf die Gesundheitsgefährdung anbringen lässt, gestattet zwar Werbung für ein Produkt, das jährlich Millionen Todesopfer einfordert, gleichzeitig verbietet sie mir aber, für meine Methode im Fernsehen zu werben. Begründung:

Für die Allen-Carr-Methode braucht man keine Willenskraft

Die meisten Raucher halten sich für willensschwach. Warum ist das so? Weil alle Raucher instinktiv wissen, dass Rauchen dumm ist, und sie insgeheim aufhören wollen. Aufgrund ihrer Gehirnwäsche glauben sic, dass sie dafür Willenskraft benötigen. Der einzige logische Grund für ihr Versagen kann daher nur ein Mangel an Willenskraft sein. Ich wusste, dass ich ein besonders willensstarker Mensch war, gestattete niemandem, mich zu beherrschen, und kontrollierte jeden Aspekt meines Lebens, mit einer Ausnahme – ich stand völlig im Bann des Nikotins und verachtete mich für etwas, das ich für Schwachheit in mir hielt. Prägen Sie sich dies klar und deutlich ein: Aufhören hat nichts mit Willenskraft zu tun. Willenskraft ist etwas, das Sie gegen andere Dinge oder Menschen ausüben. Mit dem Rauchen ist es anders. Sie rauchen nicht weiter, weil es Ihnen an Willenskraft mangelt, vielmehr spielt sich hier ein Willenskonflikt ab. Niemand außer Ihnen selbst zwingt Sie zum Rauchen.

Sogar durch den Ärmelkanal

Rauchern, die sich für willensschwach halten, stellen wir in unseren Kursen die Frage:

»Wenn Ihnen mitten in der Nacht die Zigaretten ausgehen, wie weit würden Sie für eine Packung zu Fuß gehen? Einen Kilometer? Zwei?« Für eine Packung Zigaretten würde ein Raucher sogar den Ärmelkanal durchschwimmen! Am nationalen Nichtrauchertag informieren uns die Medien: »Dies ist der Tag, an dem jeder Raucher beschließt, das Rauchen aufzugeben.«

In Wahrheit ist es der einzige Tag im Jahr, an dem Raucher nicht nur doppelt so viel rauchen wie üblich, sondern auch doppelt so unverhohlen. Denn Rauchern gefällt es nicht, wenn man ihnen sagt, was sie schaffen oder nicht schaffen – insbesondere nicht, wenn die Aufforderung von Wohlmeinenden stammt, die selbst nicht die geringste Ahnung davon besitzen, was Rauchen tatsächlich bedeutet.

Die Angst war größer

Als erstmals die Beziehung zwischen Rauchen und Lungenkrebs bekannt wurde, hörten viele Raucher auf. Ihre Angst vor Lungenkrebs überwog ihre Angst vor dem Aufhören. Man muss schon einen besonders starken Willen haben, um seinen Geist gegen die Gesundheitsgefahren, die Geldverschwendung, die Versklavung, den Schmutz und die gesellschaftliche Ächtung von Rauchern heutzutage zu verschließen.

Vertrauen Sie nicht nur auf mein Wort, sondern beobachten Sie Ihre eigenen Freunde und Verwandten. Sie werden erkennen, dass die stärksten Raucher nicht nur körperlich kräftig sind, denn das müssen sie, um dem Gift Widerstand leisten zu können, sondern tatsächlich dominante Persönlichkeiten. Hier ist die Illusion im Spiel, dass Rauchen Stress abbaut. Und gerade körperlich und geistig starke Menschen nehmen Verantwortung und Stress auf sich.

Meine starke Willenskraft und mein positives Denken halfen mir weder, den Zauberwürfel zu lösen, noch der Nikotinfalle zu entkommen. Sobald mir jedoch mein Sohn die Lösung des Würfels beibrachte, war es geradezu lächerlich einfach.

Raus aus der Nikotinfalle – lächerlich einfach

Aus dem gleichen Grund, aus dem wir Rauchen für eine Gewohnheit halten, weil wir keine andere logische Erklärung für unsere Dummheit finden, glauben viele Raucher, die in anderen Bereichen ihre starke Willenskraft beweisen, dass sie einfach suchtanfällig sind. »Welche Erklärung könnte es geben? Ich weiß, dass ich mehr Willenskraft besitze als Fritz, und doch hat er aufgehört, und ich paffe noch immer weiter. Für mich muss es schwieriger sein. Vermutlich bin ich suchtanfällig!«

Von allen Illusionen lässt sich diese meiner Ansicht nach am schwersten zerschlagen, weil es unmöglich ist, etwas nachzuweisen, das es nicht gibt. Bei einem handfesten Gegenstand, wie dem Ungeheuer von Loch Ness, kann man sämtliche Zweifel zerstreuen, indem man eines fängt. Aber wie können Sie die Existenz oder Nichtexistenz von etwas nicht Greifbarem beweisen wie der Anfälligkeit zur Sucht? In solchen Fällen müssen Sie Ihren gesunden Menschenverstand und Ihre Intelligenz verwenden.

Kurz nachdem ich mit Gruppenkursen begann, entdeckte ich, dass viele meiner Kursteilnehmer alkohol- oder drogenabhängig waren oder gewesen waren.

Wer will abhängig sein?

Dieser Umstand würde die Theorie von der Suchtgefährdung unterstützen. Ich glaube jedoch an eine logischere Erklärung, mit der ich mich im nächsten Kapitel auseinandersetzen werde.

Wenn Sie suchtanfällig sind, bedeutet das doch gewiss, dass Sie abhängig sein wollen. Warum laufen Sie dann nicht los und saugen alle anderen Suchtgifte in sich auf?

Erscheint es Ihnen nicht als seltsamer Zufall, dass die einzigen Menschen, die sich selbst für suchtanfällig halten, drogenabhängig sind oder waren? Und warum wurden sie sich ihrer Anfälligkeit erst bewusst, als sie bereits abhängig waren?

Nicht Suchtanfälligkeit macht abhängig, sondern die Droge selbst!

Diese Wirkung üben Suchtgifte auf ihre Opfer aus. Sie lassen sie glauben, dass etwas an ihrem Charakter nicht stimmt oder dass sie einfach suchtanfällig sind. Wie kommt es, dass meine Suchtanfälligkeit und die von Tausenden Rauchern, die mit meiner Hilfe geheilt wurden, zur selben Zeit endete? Ich bin absolut davon überzeugt, dass es so etwas wie Suchtanfälligkeit nicht gibt. Selbst wenn Sie nicht überzeugt sind, aber alle Anweisungen befolgen, werden Sie sich schon bald selbst den Beweis liefern.

Nun müssen wir nur noch fünf Illusionen zerschlagen. Bevor wir dies jedoch tun, darf ich Ihren Blick kurz auf Ihre Zukunftsperspektiven lenken, nämlich auf

Das unglaubliche Vergnügen, Nichtraucher zu sein

12 | Das unglaubliche Vergnügen, Nichtraucher zu sein

Vielleicht haben Sie bemerkt, dass ich niemals von »Aufgeben« spreche. Der Grund dafür ist, weil schon der Ausdruck darauf schließen lässt, dass wir etwas opfern. Hier gibt es aber nichts zu opfern! Rauchern wird es schwerfallen, dies zu glauben, dennoch ist es die Wahrheit. In unseren Kursen wird die Gesundheit als häufigster Grund für das Aufhören genannt. Meine Gesundheit war gewiss ein wichtiger Grund, warum ich verzweifelt wünschte, vom Rauchen loszukommen. In meiner Gleichung kam Geld nicht einmal vor. Das ist umso erstaunlicher, wenn Sie bedenken, dass ich nach heutigem Stand mehr als 300.000 € für Tabak ausgegeben habe.

Der kostbarste Augenblick

Die »Offenbarung« kommt in jenem Augenblick, in dem Sie erkennen, dass Sie frei sind.

Dies war der bei Weitem erhebendste Moment in meinem Leben, und die meisten Raucher, die meine Methode befolgten, stimmen mir da zu. Zu dieser Zeit erschien es unvorstellbar, dass ich vier weitere Ziele erreichen sollte, die mir kostbarer waren als Gesundheit und Geld. Ich wusste, dass mein ständiger Husten und meine regelmäßigen Asthma- und Bronchitisanfälle direkt auf das Rauchen zurückzuführen waren. Ich hatte mich daran gewöhnt, konnte damit umgehen und wusste es nicht besser. Hingegen hatte ich nicht erkannt, dass das Rauchen auch die Ursache für meine fortwährende Trägheit war.

Als Teenager war ich ein Fitnessfreak. Ich erinnere mich, dass ich nur zum Spaß umherlief. Anfang zwanzig fiel es mir bereits schwer, um 9 Uhr morgens aus dem Bett zu kommen. Jahrelang fühlte ich mich ständig müde. Ich glaubte tatsächlich, das Alter würde mit Ende zwanzig beginnen.

Energieschub

Einige Tage, nachdem ich aufgehört hatte zu rauchen, wachte ich um 7 Uhr morgens völlig ausgeruht und energiegeladen auf. Ich verspürte geradezu den Wunsch zu turnen, zu joggen, zu schwimmen und Tennis zu spielen. Diese zusätzliche Energie ist ein wundervoller Bonus. Ich hatte bereits vergessen, welche Freude es bereitet, vor Energie überzuströmen.

Ich sollte noch drei weitere Vorteile genießen, die ich niemals erwartet hatte. In welchem Ausmaß ich als Raucher Sklave meiner sucht war, hatte ich nicht wirklich begriffen. In meinem Leben hatte ich viel Zeit und Energie darauf verwendet, mein Recht zur langsamen Selbstvernichtung zu verteidigen und dem gesellschaftlichen Druck zu widerstehen, der mich zum Aufhören zwingen wollte.

Neues Selbstvertrauen

Mit dem Ende meiner Nikotinsucht befreite ich mich auch von meiner Selbstverachtung. Dies war mein zweiter unerwarteter Gewinn. Unser gesamtes Raucherleben lang wissen wir instinktiv, dass wir in eine entsetzliche Falle getappt sind. Wir versuchen, unseren Geist dagegen zu versperren, dennoch hängt dieses Wissen wie ein Schatten ständig über uns. Raucher und insbesondere starke Raucher sind zumeist auch körperlich und geistig dominante Persönlichkeiten. Dominante Persönlichkeiten hassen es jedoch, von irgendjemandem oder irgendetwas beherrscht zu werden.

Ich finde keine Worte, um zu beschreiben, wie wundervoll es ist, frei zu sein, zu erkennen, dass Sie keine Schwäche besitzen, und andere Raucher nicht mit neiderfülltem Blick, sondern mit aufrichtigem Mitleid anzusehen, als handelte es sich um Heroinsüchtige. Als größten Gewinn betrachte ich jedoch, dass ich durch mein Aufhören mein Selbstvertrauen und meinen Mut wiederfand. Rauchen zerstörte eindeutig meinen Körper, und dennoch war ich davon überzeugt, dass es mir Selbstvertrauen und Mut schenkte.

Russisches Roulette

Wenn Sie sich körperlich und seelisch am Boden fühlen, scheinen alle Probleme der Welt auf Sie einzustürmen. Schon der geringste Rückschlag genügt, um das Fass überlaufen zu lassen. Ich sank körperlich und seelisch so tief, dass ich dachte: »Wenn dies das Leben mit meiner kleinen Stütze ist, ertrage ich den Gedanken an ein Leben ohne sie nicht.«

Sobald Sie sich jedoch energiegeladen und körperlich und geistig stark fühlen, lösen sich Probleme von selbst und wandeln sich in aufregende Herausforderungen. Das Leben ist wundervoll und dafür bestimmt, in vollen Zügen genossen zu werden.

Ich begriff, warum Raucher ihren Geist vor Krankheiten wie Lungenkrebs verschlossen. Wir dachten, es wäre wie russisches Roulette: Entweder Sie haben Pech, oder Sie kommen ungeschoren davon. Die Sache mit der Arteriosklerose verstand ich hingegen niemals. Ich hatte von diesen Irren gehört, die davor gewarnt wurden, dass sich ihr Kreislauf extrem verschlechtern und sich an ihren Fingern und Zehen Gangrän entwickeln würde, wenn sie das Rauchen nicht einstellten.

Können Sie glauben, dass Raucher tatsächlich dumm genug sind weiterzurauchen, wenn ihnen ein solches Ultimatum gestellt wird? Nun, vielleicht glaubten sie, dass der Arzt lediglich bluffte. Aber dann wurden ihnen die Zehen amputiert, und sie mussten fürchten, ihre Füße und schließlich ihre Beine zu verlieren:

Und sie hörten immer noch nicht auf!

Schreiben Sie diese Raucher auch als einige wenige irregeleitete Fanatiker ab, wie ich es tat? Wenn ja, sollten Sie Ihren Geist öffnen, denn Sie leiden an derselben Krankheit! Diese Menschen sind keine Irren. Der Grund, warum sie lieber ihre Beine verlieren, als mit dem Rauchen aufzuhören, ist Angst – jenes vom kleinen Monster hervorgerufene panikartige Gefühl, das uns veranlasst, unseren Geist vor den Übeln des Rauchens zu verschließen. Dieses Gefühl ist echt, und je tiefer es uns körperlich und seelisch hinabzieht, desto stärker wird das Verlangen nach der Illusion, dass uns eine Zigarette neuen Schwung verleiht, sobald wir sie anzünden. Doch die Zigarette selbst löst in uns dieses Gefühl aus. Deshalb zählt es zu den positivsten Aspekten des Aufhörens, von der Leere, der Unsicherheit und dem damit einhergehenden Verlust Ihres Selbstvertrauens und Muts befreit zu sein. Das größte Übel am Rauchen besteht darin, dass Sie mit ihrer körperlichen und geistigen Zerstörung auch

die Freude am Leben verlieren.

Das ist der eigentliche Grund, warum ich mir wünsche, dass Sie aufhören.

Nicht weil Rauchen Sie tötet oder ein Vermögen kostet, sondern weil ich mit Ihnen diese unendliche Lebensfreude teilen möchte.

»Das ist alles gut und schön. Aber wann wird er erklären, wie das Aufhören einfach sein kann?« Ich verspreche, dass ich das nicht vergessen habe. Vorher möchte ich Sie aber noch bitten, über folgende Frage nachzudenken:

Warum sollte Aufhören schwierig sein?

13 | Warum sollte Aufhören schwierig sein?

Niemand außer uns selbst zwingt uns zu rauchen. Warum sollte es dann schwierig sein, die Entscheidung zu treffen, dass Sie niemals wieder rauchen wollen?

Die sogenannten Fachleute führen dafür üblicherweise zwei Gründe an. Mit dem ersten haben wir uns bereits befasst: Rauchen ist eine Gewohnheit, und mit Gewohnheiten ist schwer zu brechen. Der zweite hat mit den entsetzlichen Entzugserscheinungen von Nikotin zu tun. Noch bevor ich meine letzte Zigarette ausdrückte, wusste ich, dass ich frei sein würde. Aber ich hatte nicht erwartet, dass es so einfach sein würde, und erkannte zu diesem Zeitpunkt noch nicht, dass ich bereits frei war.

Erinnern Sie sich daran, dass ich schon einige Versuche, mit dem Rauchen aufzuhören, hinter mir hatte und wusste, dass ich erst eine qualvolle Periode durchzustehen hatte.

Erstaunlicherweise gab es keine Qual.

Erst als ich auf diese früheren Versuche zurückblickte und mich an den Schmerz zu erinnern versuchte, erkannte ich, dass ich keine körperlichen Qualen gelitten hatte. Oh ja, ich fühlte mich elend und deprimiert. Einmal blieb ich sechs schwarze, bedrückende Monate lang enthaltsam. Aber auch damals litt ich keine körperlichen Schmerzen.

Wir glauben, am Nikotinentzug zu leiden, sobald wir versuchen, mit dem Rauchen aufzuhören. Aber wir leiden unser gesamtes Raucherleben lang an Nikotinentzug, und es sind eben diese Entzugserscheinungen, die uns veranlassen, die nächste Zigarette anzuzünden.

Keine Panik!

Nikotin ist die stärkste, dem Menschen bekannte Droge – wenn man die Geschwindigkeit betrachtet, mit der man nach ihr süchtig wird. Dennoch bewirkt Nikotin glücklicherweise keine sehr starke Abhängigkeit vom Gift selbst. Spätestens nach drei Wochen Enthaltsamkeit stirbt das kleine Monster, und Sie leiden nicht mehr an der Leere und Unsicherheit eines nach Nikotin gierenden Körpers.

Ich bin mir bewusst, dass bereits der Gedanke, eine einzige Stunde ohne Zigarette aushalten zu müssen, bei vielen Rauchern Panik auslöst. Aber keine Angst. Dieses Panikgefühl wird zwar vom kleinen Monster ausgelöst, tatsächlich jedoch vom großen Monster – der Gehirnwäsche – verursacht. Glücklicherweise ist es uns möglich, das große Monster zu vernichten, bevor Sie Ihre letzte Zigarette ausdrücken. Missverstehen Sie mich nicht: Obwohl es keinen körperlichen Schmerz gibt, ist die Wirkung körperlich und real. Das kleine Monster existiert. Aber es ist so schwach, dass die meisten Raucher mit ihm gelebt haben und gestorben sind, ohne es jemals zu entdecken. Ein Raucher, der einige Zeit lang nicht geraucht hat, hält seine Hände entweder in der Nähe seines Mundes, oder er erscheint ruhelos und knirscht mit den Zähnen, während sein übriger Körper unbeweglich bleibt.

Das Panikgefühl besteht nur im Kopf und wird vom großen Monster hervorgerufen – unserer Überzeugung, dass wir ohne eine Zigarette weder glücklich leben noch überhaupt mit dem Leben fertig werden können. Raucher überdauern jedoch die ganze Nacht ohne Zigarette. Die meisten Raucher verlassen heute sogar ihr Schlafzimmer, ehe sie sich eine Zigarette angesteckt haben. Manche frühstücken sogar zuerst, und einige verlassen ihr Haus und treffen an ihrem Arbeitsplatz ein, bevor sie zur Packung greifen. Sie haben 10 Stunden ohne Zigarette hinter sich, gehen aber dennoch nicht die Wände hoch. Würden sie tagsüber 10 Stunden überdauern müssen, würden sie es. Wäre die Ursache rein körperlicher Natur, gäbe es keinen Unterschied zwischen Tag und Nacht.

Meilenweit für einen Glimmstängel

Natürlich freuen sich Raucher auf diese erste Zigarette. Wenn ihnen jedoch jemand die Zigarette von den Lippen wegschnappen und ihr Päckchen an sich nehmen wollte, würden sie ihm den Arm brechen, um ihren Suchtstoff zurückzubekommen. Dieses Panikgefühl ist nicht körperlich. Es setzt ein, noch bevor Ihr Zigarettenvorrat aufgebraucht ist. Sicher kennen Sie diese Situation: Es ist Abend, und Sie werfen einen Blick auf Ihren Zigarettenvorrat: »Ich schätze, ich werde noch 4 Stunden wach sein, die Zigaretten in der Packung reichen aber nur noch für eine Stunde!« Die Panik ist bereits gesät. Sie rationieren die Zigaretten sorgfältig, um sicherzustellen, dass noch eine für das Zubettgehen und die wirklich wichtige für den Morgen übrig ist. Von ihr hängt ab, ob Sie eine schlaflose Nacht vor sich haben oder zwei Stunden auf der Suche nach einem Laden verbringen, der die gesamte Nacht über geöffnet ist. Sofern ich mit dieser Schilderung dazu beitrage, dass in Ihnen eben wieder diese Panik hochsteigt, darf ich Sie daran erinnern, dass dieses Gefühl von der Droge hervorgerufen wird. Nichtraucher leiden nicht daran. Und auch Sie werden bald davon befreit sein. Wenn es also keine entsetzlichen körperlichen Entzugsschmerzen gibt, warum fällt es Rauchern dann eigentlich so schwer aufzuhören? Weil sie eine falsche Methode benutzen:

Die Willenskraft-Methode

14 | Die Willenskraft-Methode

Als Willenskraft-Methode bezeichnet ich jede Methode, die auch nur im Geringsten von Allen Carr's Easyway abweicht. Betrachten wir ein typisches Beispiel für einen Entwöhnungsversuch nach der Willenskraft-Methode. Während wir tiefer und tiefer in das bodenlose Loch hinabsinken, das jede Art der Drogensucht aufreißt, erkennen wir langsam, dass wir in keinem prachtvollen Garten leben, sondern in einem vergifteten Labyrinth gefangen sind. Im Lauf des Lebens versuchen wir immer wieder einmal, mit dem Rauchen aufzuhören. Dann ziehen wir unseren Kopf aus dem Sand und wägen die Vor- und Nachteile des Rauchens gegeneinander ab. Sobald wir das tun, erkennen wir, was wir bereits wussten:

Raucher sind Dummköpfe!

Obwohl wir wissen, dass es uns als Nichtraucher besser ginge, wenn wir nur den Sprung schafften, glauben wir, ein echtes Opfer zu bringen. Warum uns Zigaretten so kostbar sind, verstehen wir nie vollständig. Wir fühlen lediglich, dass wir sie in guten und schlechten Zeiten brauchen. Anscheinend begreifen wir nie, dass wir sie nicht wirklich genießen, sondern uns ohne sie einfach leer und unsicher fühlen.

Dieses Verlangen nach einer Zigarette ist eine Illusion, eine erfolgreiche Täuschung. Von Geburt an wurden wir einer Gehirnwäsche unterzogen, die uns glauben ließ, Rauchen sei ein großes Vergnügen und eine Stütze im harten Lebensalltag. Sobald wir selbst abhängig sind, bestätigt die Nikotinsucht diese Illusion. Darüber hinaus glauben wir noch als Ergebnis einer weiteren hochwirksamen Gehirnwäsche, dass Aufhören furchtbar schwer ist. Es gibt zahllose Geschichten von Menschen, die wie ich sechs Monate lang ohne Zigarette lebten und doch weiterhin unter dem Aufhören litten, oder von winselnden Entwöhnten, die vor 20 Jahren aufhörten und immer wieder nach der gelegentlichen Zigarette gieren. Solche Jammergestalten überzeugen uns dann auch davon, dass wir niemals wirklich völlig frei sein können.

Großer Auftritt

Noch schlimmer aber sind die, die nicht jammern, Ihnen aber mit großer Geste erzählen, dass sie kein Verlangen mehr nach einer Zigarette verspüren und dass es einfach wundervoll ist, frei zu sein. Sie wecken in Ihnen Hoffnung. Sobald Sie solche Leute das nächste Mal treffen, paffen sie wieder, und Sie denken: »Sie müssen die Zigaretten vermisst haben. Aus welchem anderen Grund hätten sie sonst wieder angefangen?«

Kein Vergnügen, keine Stütze

Bei Rauchern mit trockenem Husten, Asthma, Bronchitis und Emphysemen ist es offensichtlich, dass ihnen das Rauchen weder Vergnügen bereitet noch eine Stütze ist.

Neben den genannten Gehirnwäschen haben Sie selbst sicher ähnliche Erfahrungen gemacht.

Wir könnten unseren Versuch, mit dem Rauchen aufzuhören, ja in Hochstimmung beginnen: »HEUREKA! Haben Sie die wundervolle Nachricht schon gehört? Ich brauche meinem Körper und meiner Geldbörse nicht länger zuzusetzen. Ich bin frei! Ich bin Nichtraucher!« Stattdessen setzen wir die ersten Schritte in düsterer Stimmung, als brächten wir ein entsetzliches Opfer und versuchten das Unmögliche, wo wir uns doch aus unserer Sklaverei befreien und der schlimmsten Krankheit entkommen, an der wir jemals gelitten haben.

Das Monster verhungern lassen

Nehmen wir an, wir verfügen über ausreichenden Mut und Willenskraft, um einige Stunden oder Tage abstinent zu bleiben. Nun tritt ein neues Problem auf. Sobald Sie aufhören zu rauchen, verschwinden auch all die mächtigen Gründe für das Aufhören. Die Lunge wird wieder frei, wir erhalten neue Energie, und uns bleibt mehr Geld in der Tasche. Die Tatsachen haben sich nicht verändert, die Wertigkeit dieser Tatsachen in unserem Denken jedoch schon. Es ist, als würden wir einen schweren Autounfall sehen. Einige Kilometer lang nehmen wir die Geschwindigkeit zurück, doch wenn wir das nächste Mal spät dran sind, haben wir den Vorfall bereits vergessen und treten wieder voll auf das Gaspedal.

Sobald Sie also die, wie Sie hoffen, letzte Zigarette ausdrücken, verschwinden auch die gewichtigen Gründe, die Sie zum Aufhören bewegten, und verlieren ihren Einfluss. Das kleine Nikotinmonster hat jedoch kein Futter erhalten. Wir leiden keinen Schmerz, und doch kennen wir das auftretende Gefühl als:

- Ich will eine Zigarette.

Unser Verstand findet keinen logischen Grund, warum wir uns nach einer Zigarette sehnen, und doch ist genau das der Fall. Wir sind uns nicht bewusst, dass dieses Gefühl die Todesqualen des kleinen Monsters sind. Wir wissen lediglich, dass wir uns aus einem unlogischen Grund eine Zigarette anstecken wollen. Wir wissen auch, dass wir das nicht tun sollten. Wenn Sie sich etwas wünschen und es nicht haben können, fühlen Sie sich deprimiert und elend.

Wenn wir zum Beispiel niedergeschlagen sind, unser Gehirn den Wunsch nach einer Zigarette auslöst und wir nicht rauchen dürfen, steigert sich unsere Verzweiflung und damit auch unser Verlangen, eine Zigarette anzuzünden. Eine Kettenreaktion ist die Folge. Innerhalb kürzester Zeit ist unser Geist von einem einzigen Gedanken besessen: Welcher fadenscheinige Vorwand gestattet es mir, nur eine einzige Zigarette zu rauchen?

Ich schäme mich einzugestehen, dass ich, bevor ich den leichten Weg entdeckte, bei meinen vergeblichen Versuchen, nach der Willenskraft-Methode aufzuhören, oft mit dem Kopf gegen die Wand schlug in der Hoffnung, dass meine Frau oder meine Kinder mir sagen würden: »Ich ertrage es nicht, dich so leiden zu sehen. Wenn es nicht anders geht, dann rauch eben weiter.« Das war alles, was ich hören wollte. Nun konnte ich wieder in Würde zu rauchen beginnen. Ich hatte nicht versagt, ich rauchte nur, um meiner Familie einen Gefallen zu tun.

Die Schokolade ist weg

Vielleicht haben auch Sie in der Vergangenheit bei derartigem Schauspiel Zuflucht gesucht. Es wird allgemein angewendet und trägt zu der Illusion bei, dass Raucher nach dem Aufhören an entsetzlichen Entzugserscheinungen leiden. Der körperliche Schmerz ist nicht stärker als der Wutanfall eines Kindes, dem man seine Schokolade weggenommen hat. Die eigentliche Tour findet im Kopf statt.

Sobald Ihr Gehirn das Verlangen nach einer Zigarette hat, verwandeln Sie sich augenblicklich von einem Raucher, der gerne zum Nichtraucher werden will, in einen Nichtraucher, der gerne zum Gelegenheitsraucher werden will. Schließlich wird die vorhin geschriebene Kettenreaktion Ihre Entschlossenheit und Willenskraft untergraben. Zweifel steigen auf. Zu guter Letzt finden Sie einen Vorwand, um nur eine einzige Zigarette zu rauchen, und bald schon rauchen Sie mehr als vor Ihrem Entwöhnungsversuch.

Die Entschuldigungen, mit denen wir unser Versagen zu rechtfertigen suchen, sind ebenso unlogisch wie die Begründungen, die wir früher für unser Rauchen fanden.

Immer der falsche Zeitpunkt

Die beliebtesten Ausreden, um nicht aufzuhören oder wieder anzufangen:

- »Jetzt vor der Prüfung kann ich nicht auch noch den Stress eines Nikotinentzugs verkraften.«
- »Den Urlaub will ich noch richtig genießen. Danach höre ich auf.«
- »Bei dem Stress zur Zeit in der Firma gönne ich mir einfach diese kleine Sünde.«

Späte Erkenntnis

Zunächst findet sich immer ein Grund, eine unangenehme Entscheidung hinauszuschieben. Schließlich gehen Ihnen die Vorwände aus, und Sie erreichen denselben Zustand wie ich: »Ich weiß, dass ich ein Trottel bin, aber ob es mir gefällt oder nicht, ich kann das Leben nicht ohne meine kleine Stütze genießen oder ertragen.«

Instinktiv wusste ich, dass ich ein Dummkopf war, weil ich rauchte. Dennoch stellte ich mich auf den Standpunkt, dass ich das kürzere, genussvollere Leben eines Rauchers dem längeren, elenden Leben eines Nichtrauchers vorzog. Wenn es tatsächlich nur diese beiden Alternativen gegeben hätte, wäre ich nicht wirklich dumm gewesen.

Dann hätte ich eine vernünftige Entscheidung getroffen, indem ich weiterhin Raucher geblieben wäre. Berichtigung, ich wäre tot. Ich bin dankbar, dass die Wirklichkeit vollkommen anders aussieht. Auf diese Weise verbrachte ich seit meinem Entkommen aus der Nikotinfalle nicht nur die besten 15 Jahre meines Lebens, sondern freue mich auch noch auf viele weitere.

Der Verzicht – ein großes Opfer?

Untersuchen wir nun genau, warum die Willenskraft-Methode so selten zum Erfolg führt. Wir beginnen unseren Versuch in der Überzeugung, dass wir außergewöhnliche Willenskraft benötigen und dass wir, selbst wenn wir diese besitzen, zunächst eine unbestimmte Periode qualvoller Entzugserscheinungen durchstehen müssen.

Außerdem haben wir das Gefühl, etwas zu opfern, da wir glauben, dass uns Rauchen tatsächlich Spaß macht und eine Stütze ist. Diese Meinung geben wir nicht einfach auf, nur weil wir zu rauchen aufhören. Im Gegenteil, etwas, auf das wir verzichten müssen, erscheint uns nur umso wertvoller.

Wenn Sie jemals die Qualen der Willenskraft-Methode durchlitten haben, wissen Sie, dass Ihnen in kürzester Zeit eine Zigarette als das kostbarste Gut auf Erden erscheinen wird.

Positives Ziel

Viele Raucher glauben, dass sie niemals völlig frei sein können. Auch ich glaubte das. Diese negativen Aussichten sind ein Kernproblem bei allen Arten von Drogensucht. Wenn Sie sich ein positives Ziel setzen, wie etwa die Führerscheinprüfung abzulegen, sind all Ihre Zweifel zerstreut, sobald Sie bestanden haben. Wenn Sie sich hingegen als Ziel setzen, etwas für den Rest Ihres Lebens NICHT mehr zu tun, wie können Sie sich dann Ihres Erfolgs sicher sein, solange Sie noch leben? Sie warten ständig darauf, wieder zu rauchen, fürchten zu versagen und hoffen, dass dies niemals geschieht.

Keine Bananen?

Ich werfe oft gefragt: »Wann werde ich mich wie ein Nichtraucher fühlen?«

Tatsächlich fühlen sich Raucher nicht anders als Nichtraucher. Natürlich besitzen Sie als Nichtraucher mehr Energie und Selbstvertrauen, aber Sie haben nicht das Gefühl, eine andere Person zu sein. Überlegen Sie nur, wenn

Sie als Raucher eine Zigarette ausdrücken, fühlen Sie sich dann wirklich als andere Person (abgesehen davon, dass Sie Ihre Lungen nicht mehr verstopfen)? Es ist, als würden Sie sich fragen: »Wie fühlt sich wohl jemand, der keine Bananen isst?« Auf diese Frage gibt es natürlich keine Antwort. Verändern wir nun die Frage ein wenig:

»Wie fühlt sich jemand, der gerne eine Banane essen würde, aber keine bekommen kann?« Er fühlt sich einfach mies!

Immerwährendes Elend

Selbst wenn wir durch ein Wunder Erfolg haben sollten, glauben wir, dass unser Leben niemals wieder auch nur annähernd so gut sein wird. Wir werden unser Essen nicht mehr wirklich genießen können, und es wird uns Mühe kosten, das Telefon abzuheben.

Es überrascht mich nicht, dass es Rauchern schwerfällt, nach der Willenskraft-Methode mit dem Rauchen aufzuhören und dass die Mehrzahl jener, die es tun, den Rest ihres Lebens immer wieder das Gefühl hat, etwas zu vermissen, Raucher mit neiderfülltem Blick betrachtet und der gelegentlichen Verlockung zu widerstehen versucht.

Selbstgeschaffenes Trauma

Mir ist es ein Rätsel, wie es auch nur einem Raucher gelingt, mit der Willenskraft-Methode tatsächlich aufzuhören, und so überrascht es mich auch nicht, dass viele auch nach jahrelanger Abstinenz wieder abhängig werden. Mit der Willenskraft-Methode zwingen Sie sich durch ein selbstauferlegtes Trauma, wie ein Kind, dem man seine Schokolade weggenommen hat, und hoffen, dass Sie das Elend lange genug ertragen, nur um eines Tages mit dem Gefühl aufzuwachen:

HEUREKA! ICH BIN FREI!!! Nur wenige Raucher, die mit der Willenskraft-Methode erfolgreich aufhörten, erleben jemals diesen »Moment der Freiheit«. Mit meiner Methode kann ihn jeder Raucher erleben. Also:

Warum macht Allen Carr's Easyway das Aufhören leicht?

15 | Warum macht Allen Carr's Easyway das Aufhören leicht?

Kehren wir zum Beispiel des Labyrinths zurück. Mit einem offiziellen Führer wäre es einfach, den Weg zu finden. Stellen Sie sich nun vor, der offizielle Führer würde nicht nur einige Fehler enthalten, sondern Ihnen bei jeder der 20 Kreuzungen zum falschen Weg raten. Wenn Sie dieser Karte folgen, finden Sie niemals aus dem Labyrinth. Die etablierten Mediziner gelten allgemein als die wahren Experten auf dem Gebiet der Raucherentwöhnung. Es stimmt, dass sie weiterreichende Kenntnisse über die durch Rauchen verursachten Gesundheitsrisiken besitzen als ich. Wie ein Raucher jedoch seinem Gefängnis entkommen kann, davon haben sie, ehrlich gesagt, nicht die geringste Ahnung. Der Berufsstand der Mediziner ist in unseren Kursen eine der am stärksten vertretenen Berufsgruppen – als Kursteilnehmer!

Keine Zeit vergeuden

Ein bekannter TV-Moderator, der sich mit meiner Methode erfolgreich das Rauchen abgewöhnt hat, trat mit einem Vorschlag an mich heran: »Wir planen eine landesweite TV-Serie über verschiedene Rauchentwöhnungsmethoden und würden Ihre gerne in dieses Projekt aufnehmen.« Daraufhin antwortete ich: »Sie haben selbst erfahren, dass Easyway funktioniert, warum wollen Sie dann mit anderen erfolglosen Methoden Ihre Zeit vergeuden?«

»Aber einige Raucher können es nicht auf dem einfachen Weg, sie brauchen etwas Schwierigeres!«

Ich erklärte ihm, dass es keinen Sinn hat, wenn ein Mensch, dem es nicht gelingt, einen Kilometer auf seinen Beinen zu laufen, es auf seinen Händen versucht.

Nikotin-Ersatz-Kongress

1999 nahm ich – als einziger Nichtmediziner – am 10. Weltkongress über Tabak und Gesundheit teil. Meine Gastgeberin, Dr. Judith Mackay, galt weithin als anerkannte Vorkämpferin gegen die Tabakindustrie. Als sie mich vorstellte, klang es beinahe wie eine Entschuldigung:

»Dies ist das erste Mal, dass wir jemanden mit kommerziellem Interesse einladen.«

Ich hatte mich stets als einen Menschen betrachtet, der andere Raucher von ihrer Nikotinversklavung befreien wollte, und da ich der ganzen Welt die Vorzüge meines Wissens kostenlos zur Verfügung stellte, war ich einigermaßen schockiert, als jemand mit kommerziellem Interesse beschrieben zu werden. Die Ironie der Veranstaltung bestand jedoch darin, dass die gesamte Konferenz von der Nikotinersatzmittelindustrie gesponsert wurde. Selbst der Name »Nikotinersatztherapie« ist eine falsche Bezeichnung. Zwei der drei Worte, aus denen sich der Name zusammensetzt, treffen nicht zu. Die einzige Funktion dieser Therapie ist nicht der Ersatz des Nikotins, sondern seine kontinuierliche Zufuhr. Wo ist da die Therapie? Man braucht kein Sherlock Holmes zu sein, um zu erkennen, dass sich eine Drogensucht nicht durch die Verschreibung derselben Droge heilen lässt.

Geballte Fachkunde

Ich hörte mir Vortrag um Vortrag der medizinischen Experten an. Schließlich erhielt ich selbst die Gelegenheit, ihnen mitzuteilen, dass ich eine einfache Lösung für ihr Problem besaß. Erstaunlicherweise ließ sich die überwiegende Mehrheit dieser engagierten Menschen, die seit Jahren gegen die Nikotinabhängigkeit kämpften, nicht einmal dazu herbei, meinen Vortrag anzuhören. Jetzt könnten Sie annehmen, dass diese engagierten Fachleute meine Methode nicht für untersuchenswert hielten, weil ich kein qualifizierter Mediziner bin. Denken Sie aber über die folgenden zwei unbestreitbaren Tatsachen nach. Wenn die etablierte Medizin mit ihrem gewaltigen Einfluss und ihrer vereinten Macht die Lösung hätte, warum müsste ich dann dieses Buch schreiben? Ich bin nur eine Einzelperson. Und wenn ich nicht die Lösung hätte, warum würde man mich dann weithin als den Guru der Raucherentwöhnung betrachten? Dafür gibt es nur einen Grund:

Allen Carr's Easyway funktioniert!

Kehren wir nun wieder zu der Fragenliste im ersten Kapitel zurück. Für die Konferenz hatte ich eine ähnliche Liste mit 23 Fragen vorbereitet. Im Durchschnitt beantworteten die Experten 17 von 23 Fragen falsch – mehr als 75 %. Wie kann ich behaupten, dass ich im Recht und sie im Unrecht sind? Davon handelt dieses Buch. Ich muss die Gründe für meine Anweisungen darlegen, und Sie werden sich Ihr eigenes Urteil bilden.

Raucher haben das Recht, auf medizinische Fachleute zu vertrauen, insbesondere wenn ihr Rat logisch erscheint. Wenn aber so viele von ihren Ratschlägen falsch sind, wen überrascht es dann, dass unzählige Raucher bei ihrem Versuch, mit dem Rauchen aufzuhören, versagen, erneut süchtig werden oder sich ihr Leben lang benachteiligt fühlen?

Ich werde oft gefragt: »Welche andere Methode empfehlen Sie neben Ihrer eigenen?« Meine Antwort lautet nachdrücklich: KEINE! Lassen Sie es mich klar und deutlich sagen. Aufhören ist einfach. Einige Methoden sind tatsächlich schwieriger durchzuhalten als andere, aber alle sind unvergleichlich schwieriger als Easyway. Ich definiere den LEICHTEN WEG als eine Reihe von Anordnungen, die es jedem Raucher ermöglichen, einfach, unmittelbar und dauerhaft, ohne Willenskraft, andere Tricks oder Ersatzmittel und ohne Entzugserscheinungen oder Gewichtsprobleme mit dem Rauchen aufzuhören – sofern die Anweisungen vollständig befolgt werden. Ich werde weder eine andere Methode zum Aufhören empfehlen noch eine unrichtige Karte, um aus dem Labyrinth zu entfliehen, nur weil sie von einem angesehenen Kartografen stammt. Mit der richtigen Karte ist es einfach aufzuhören.

»Heureka« ohne Entwöhnungstrauma

Meine Methode unterscheidet sich von anderen in zwei bedeutenden Punkten. Zum einen konzentriert sie sich auf das wahre Problem – sie beseitigt das Verlangen nach einer Zigarette, anstatt Rauchern gönnerhaft zu erklären, was sie ohnehin bereits wissen, nämlich dass Rauchen sie umbringen kann und außerdem ein Vermögen kostet. Zum anderen durchbricht sie das »Leidensprinzip« der Willenskraft-Methode: zuerst aufhören und dann das Entwöhnungstrauma durchleiden in der Hoffnung, irgendwann das HEUREKA-Stadium zu erreichen. Mit meiner Methode befreien wir uns zuerst von der Gehirnwäsche, den Ängsten, den Zweifeln, der Verwirrung und der Unsicherheit. Wenn wir dann tatsächlich die letzte Zigarette ausdrücken, tun wir es ohne das Gefühl, etwas zu opfern oder zu verlieren. Wir empfinden reine Freude, denn wir wissen, dass wir bereits Nichtraucher sind, dass wir nichts aufgeben müssen, für alle Zeiten frei sein werden und etwas erreicht haben, das jeder Raucher auf diesem Planeten gerne erreichen würde, nämlich:

- dem Nikotingefängnis entkommen!

Wenn wir diese letzte Zigarette ausdrücken, gilt für uns auf jeden Fall:

- Wir sind bereits glückliche Nichtraucher!

Neben der Annahme, dass wir ein Opfer bringen, wenn wir aufhören zu rauchen, gibt es einen weiteren Hauptgrund für das Scheitern vieler Versuche: die Vorstellung, dass es möglich ist, den Zigarettenkonsum einzuschränken oder nur gelegentlich zu rauchen. Warum halten wir das für möglich? Zum einen deshalb, weil wir alle selbst als glückliche Gelegenheitsraucher begonnen haben und somit aus erster Hand wissen, dass es sehr wohl möglich ist. Zum anderen, weil wir von »glücklichen« Gelegenheitsrauchern umgeben sind. Bevor wir beide Mythen widerlegen, möchte ich Ihnen erklären:

Warum weniger rauchen nicht funktioniert

16 Warum weniger rauchen nicht funktioniert

Entsetzliche Dinge geschehen, wenn Sie versuchen, weniger zu rauchen. Erstens halten Sie das kleine Monster in Ihrem Körper am Leben, und, was weit wichtiger ist, das große Monster in Ihrem Kopf giert weiterhin nach Zigaretten. Zweitens blicken Sie in Zukunft ständig auf die Uhr und verwünschen Ihr Leben, während Sie auf Ihre nächste Dosis warten. Weniger rauchen bringt noch zwei weitere schreckliche Aspekte mit sich: Solange Sie sich eine Zigarette nach der anderen erlauben, besänftigen Sie zumindest die meiste Zeit über Ihre Entzugssymptome. Wenn Sie Ihren Konsum jedoch einschränken, laden Sie sich zu Ihrem normalen Alltagsstress noch das Gefühl von Nervosität und Unsicherheit auf.

Das Schlimmste jedoch ist Folgendes: Wenn Sie eine Zigarette nach der anderen rauchen, leiden Sie nicht an der Illusion, auch nur eine davon zu genießen. Sogar das Anzünden ist zur automatisierten Handlung geworden. Wenn Sie darüber nachdenken, erkennen Sie, dass die sogenannten besonderen Zigaretten stets auf eine Periode der Enthaltsamkeit folgen, wie etwa die eine nach der Mahlzeit, die erste am Morgen, die eine nach dem Sex, die eine nach dem Sport und die eine nach einer Zeitspanne, in der es Ihnen verboten war zu rauchen. Doch Sie genießen nicht die Zigarette selbst, sondern das Ende der Anspannung und des Verlangens. Es ist wie bei Hunger nach Nahrung. Je länger Sie leiden, desto mehr genießen Sie es, wenn Ihr Hunger schließlich gestillt wird. Den Zigarettenkonsum einzuschränken bewirkt im Raucher keine Abneigung gegen das Rauchen, sondern überzeugt ihn im Gegenteil davon, dass die nächste Zigarette das Wertvollste auf Erden ist.

Keine Gewohnheit, sondern Sucht

Raucher glauben oft irrtümlich, dass sie rauchen, weil es ihnen zur Gewohnheit wurde, und insbesondere, dass sie der Gewohnheit verfallen sind, zu viele Zigaretten zu rauchen. Wir nehmen an, wenn wir wieder zu 5 bis 10 Zigaretten täglich zurückkehren oder nur die sogenannten besonderen Zigaretten rauchen, wird sich unser Geist und Körper an dieses Niveau gewöhnen, sodass wir entweder auf diesem Stand glücklich weiterrauchen oder – wenn wir das wollen – unseren Konsum noch weiter reduzieren können. Wenn Sie es jemals selbst versucht haben, wissen Sie, dass es nicht funktioniert. Der Grund, warum es nicht funktioniert, ist einfach. Rauchen ist keine Gewohnheit, sondern Drogensucht.

Alle Raucher werden ständig von ihrem Verlangen nach

Nikotin gequält. Da Rauchen das Verlangen nach Nikotin nicht stillt, sondern in Wirklichkeit verursacht, versuchen wir diese Gier ständig zu befriedigen und werden zum Kettenraucher.

Warum werden dann nicht alle Raucher zu Kettenrauchern? Aufgrund der mächtigen Kräfte auf der anderen Seite des Taus, die uns vor dem Rauchen warnen. Ich hielt mein Kettenrauchen für Schwäche und kam einfach nicht auf die Idee, dass einige Menschen zum Kettenrauchen körperlich nicht imstande sind. In den schlechten alten Zeiten, als man Rauchen noch als geselligen Zeitvertreib betrachtete und 90 Prozent aller Männer süchtig waren, wurden die restlichen 10 Prozent vorrangig aus dem einen Grund nicht abhängig, weil ihre Lungen das Gift nicht vertrugen oder sie nicht die Willenskraft besaßen, den Lernprozess durchzustehen.

Schon lang nicht mehr »in«

Viele Raucher können es sich nicht leisten, Kettenraucher zu werden und müssen ihren Konsum mit dem Inhalt ihrer Geldbörse abstimmen. Andere dürfen am Arbeitsplatz nicht rauchen. Heute verzichten viele Raucher darauf, im Schlafzimmer oder in Gesellschaft von Nichtrauchern zu rauchen.

Obwohl die meisten erwachsenen Raucher nach wie vor

ihre Gesundheit als Hauptgrund anführen, weshalb sie mit dem Rauchen aufhören wollen, ist der eigentliche Grund ein anderer. Nachdem das Klischee des starken Mannes und der eleganten Dame mit Zigarette in sich zusammenstürzte, betrachten selbst Raucher das Rauchen heute als unsozial.

Wenn wir jung sind, genießen wir das Rauchen nicht besonders. Aber da wir körperlich damit fertig werden, scheint es in diesem Alter kein Problem. Weil sich jedoch der Körper an die Droge gewöhnt, wollen wir stets mehr. Schließlich erreichen wir einen Zustand, auf den alle Drogensüchtigen absinken. Unser Körper verträgt das Gift nicht mehr, und nun haben wir statt eines Problems zwei: Einerseits rauchen wir zu viel, und andererseits können wir niemals genug Nikotin bekommen.

Um unseren Nikotinkonsum auch nur auf diesem unerträglichen Niveau zu halten, müssten wir unser gesamtes restliches Leben lang Disziplin und Willenskraft einsetzen. Wenn Sie aber nicht genug Willenskraft besitzen, um aufzuhören, wird sie niemals ausreichen, um Ihren Zigarettenkonsum zu verringern. Dies ist der Grund, warum weniger rauchen nicht funktioniert. Meist folgt weniger rauchen auf einen gescheiterten Entwöhnungsversuch. Wenn der Widerstand des Rauchers erschöpft ist und er schließlich aufgibt, erscheint ihm die Zigarette nur umso kostbarer, und es wird ihm stets schwererfallen, die Intervalle zwischen den einzelnen Zigaretten zu überbrücken.

Bald schon raucht er mehr als damals, als er sich zum Aufhören entschloss. Als Nächstes widerlegen wir:

Den Mythos vom glücklichen Gelegenheitsraucher

17 | Der Mythos vom glücklichen Gelegenheitsraucher

Der Kettenraucher, der sich die Lunge aus dem Leib hustet, verleitet uns gewiss nicht, unsere ersten Zigarette auszuprobieren. Ihm sehen wir klar und deutlich an, dass ihm Rauchen keinerlei Spaß macht und sein Leben beeinträchtigt. Es sind die glücklichen Gelegenheitsraucher, die uns verleiten. Sie haben keinen Raucherhusten und sehen gesund und entspannt aus. Die Annahme, dass wir kontrolliert rauchen können, lässt uns den dunklen Tag, an dem wir damit aufhören, stets weiter hinausschieben. Sobald wir zu rauchen aufgehört haben, sind es wiederum diese Raucher, die ihre Zigaretten anscheinend kontrolliert genießen, die in uns das Gefühl von Neid und Verlust wecken.

In diesem Augenblick haben sie vielleicht noch die Kontrolle über ihre Sucht, aber glückliche Raucher sind sie keineswegs. Ich weiß, es ist schwer zu glauben, aber so etwas wie den glücklichen Raucher oder den glücklichen Gelegenheitsraucher gibt es nicht.

In Kapitel 3 forderte ich Sie auf, die ersten Absätze nochmals zu lesen. Ich bitte Sie, diese nun ein weiteres Mal zu lesen. Erinnern Sie sich daran, dass Raucher aus einem einzigen Grund eine Zigarette anzünden: um dem entsetzlichen Verlangen danach ein Ende zu bereiten.

23 Stunden Leiden

Möglicherweise konnte ich Sie in diesem Punkt noch nicht vollständig überzeugen, aber ich verspreche, dass ich das tun werde, noch bevor Sie das Buch ausgelesen haben.

Gelegenheitsraucher befreien sich für etwa eine Stunde am Tag von diesem schrecklichen Verlangen. Die übrigen 23 Stunden leiden sie. Da das Gefühl der Leere und Unsicherheit normalem Hunger und Stress ähnelt, bringt es der Gelegenheitsraucher nicht mit Rauchen in Verbindung. Aus diesem Grund scheinen Gelegenheitsraucher die Zigarette, die sie schließlich anzünden, wirklich zu genießen. Wie bei zu engen Schuhen, die man nach vielen Stunden Beklemmung endlich ausziehen kann, ist auch hier die Erleichterung umso größer, je länger die Rauchpause war. Dadurch erklärt sich auch, warum jüngere Gelegenheitsraucher abhängiger sind als ältere starke Raucher. Wenn Sie täglich nur ein paar Zigaretten rauchen, wirkt sich das weniger stark auf Ihre Gesundheit und Ihren Geldbeutel aus als bei schweren Rauchern. Gleichzeitig ist die Illusion größer, dass Sie daran Spaß haben. Insgesamt haben Sie dadurch weniger Grund aufzuhören und ein heftigeres Verlangen weiterzurauchen. Wenn wir zu rauchen beginnen, bemerken wir nicht einmal, dass wir in einer Falle stecken. Warum sollten wir dann aus ihr entfliehen wollen? Die Flucht gelingt Ihnen aber nur, wenn Sie es wollen. Zumindest die stark abhängigen Raucher fühlen den Wunsch zu entfliehen, und vielen von ihnen gelingt es auch. Aus all diesen Gründen sind Jugendliche und Gelegenheitsraucher abhängiger als starke Raucher.

Gibt es so was?

Wenn ein Gelegenheitsraucher in einem Kurs erklärt, dass er nur fünf Zigaretten täglich raucht, starren ihn die starken Raucher gewöhnlich ungläubig an.

»Was tun Sie dann hier? Ich würde ein paar tausend Mark zahlen, wenn ich dafür mit 5 Zigaretten pro Tag auskäme.« Bereits die Anwesenheit von Gelegenheitsrauchern in unseren Kursen beweist meine Aussage.

Gelegenheitsraucher sind keine glücklichen Raucher. In Wirklichkeit zählen die Gelegenheitsraucher und nicht die 60-pro-Tag-Raucher zu den bedauernswertesten Menschen, die unsere Kurse besuchen.

Starke Raucher lassen sich nur schwer davon überzeugen, dass es so etwas wie den glücklichen Raucher oder den glücklichen Gelegenheitsraucher nicht gibt. Das kommt daher, weil wir alle als Gelegenheitsraucher begonnen haben und also wissen, dass es möglich ist, in diesem himmlischen Zustand zu verharren. Warum himmlisch?

Glücklicherweise erinnern sich die meisten von uns noch, wie unangenehm ihr erster Rauchversuch war. Blicken Sie nun zurück in die Zeit, als Sie lernten, mit dem Schmutz zu leben, aber noch immer nur gelegentlich rauchten. Schmeckten diese Zigaretten wirklich so gut?

Können Sie sich an all die köstlichen Zigaretten erinnern, die Sie jemals rauchten? Oder erschienen Ihnen diese Zigaretten nur so kostbar, solange Sie sie nicht rauchen konnten? Da wir täglich Menschen treffen, die behaupten, dass sie jederzeit mit dem Rauchen aufhören könnten, glauben wir, dass es so etwas wie den glücklichen, vollkommen kontrollierten Gelegenheitsraucher tatsächlich gibt.

Gehen Sie zum dritten Kapitel zurück. Glauben Sie wirklich, dass irgendjemand, der einfach so aufhören könnte, weiterrauchen würde? Eine andere Tatsache, der Sie sich bewusst werden sollten, lautet:

Alle Raucher sind Lügner!

Ich meine nicht, dass sie grundsätzlich unehrlich sind. In allen anderen Lebensbereichen sind sie vielleicht ehrlich, aber was das Rauchen anbelangt, lügen sie. Das ist nicht ihre Schuld, sie müssen es tun. Das Schlimmste jedoch ist, dass sie sich auch selbst belügen. Da sich alle Raucher instinktiv dumm fühlen, müssen wir als Raucher vorgeben, dass uns Rauchen Spaß macht oder eine Stütze bietet, um uns vor uns selbst und anderen ein wenig (Selbst-)Achtung zu bewahren.

Wenn alle Raucher vollkommen ehrlich wären und erklärten, dass sie das Rauchen hassen, würde sich der ganze Albtraum rasch in nichts auflösen. Nur der Glaube, dass Millionen Raucher ihre Zigarette genießen, lässt uns abhängig werden, hält uns abhängig und lässt uns wieder abhängig werden, sobald es uns gelungen ist, der Falle für eine Weile zu entfliehen.

Wenn Sie die Anweisungen bisher befolgt haben, wissen Sie bereits, dass die meisten Zigaretten unbewusst geraucht werden. Denn wenn Sie jede Zigarette bewusst rauchten, müssten Sie sich auch all der negativen Aspekte bewusst sein und sich sagen: »Dies könnte die eine Zigarette sein, die in meinen Lungen Krebs auslöst, und für diesen Dreck und diese Sklaverei werde ich in meinem Leben 95.000 € ausgeben.«

Damit wäre auch die letzte Illusion vom Rauchen als Vergnügen geplatzt. Die Angst vor dem Aufhören lässt uns die Augen vor den dunklen Seiten des Rauchens verschließen. Doch selbst wenn wir unsere Augen verschließen, fühlen wir uns noch dumm. Es wäre einfach unerträglich, wenn wir uns bei jeder Zigarette, die wir anzünden, damit auseinandersetzen müssten.

Selbstbetrug

Wir alle hörten schon einmal einen Gelegenheitsraucher sagen: »Ach, das beunruhigt mich nicht. Ich halte es die ganze Woche über ohne Zigarette aus.«

Warum prahlen alle Raucher damit, wie wenig sie rauchen? Wäre ich golfsüchtig, würde ich damit großtun, wie oft ich spiele. Ich würde mich nicht dafür schämen und noch häufiger spielen wollen. Der Satz »Ich halte es eine ganze Woche ohne Karotten aus«, würde Ihnen mitteilen, dass ich kein Problem mit Karotten habe. Wenn ich aber tatsächlich kein Problem mit Karotten habe, warum sollte ich dann solch eine Aussage machen?

Raucher prahlen damit, wie lange sie es ohne Zigarette aushalten, weil sie stolz auf ihre Willenskraft und Disziplin sind. Sie haben sich selbst bewiesen, dass sie sich unter Kontrolle haben. Wenn das stimmt, warum rauchen sie dann nach dieser einen Woche Enthaltsamkeit weiter?

Gelegenheit macht süchtig

Wenn Rauchen Spaß macht und eine Stütze ist, warum wollen sich Gelegenheitsraucher dieses Vergnügen eine ganze Woche lang vorenthalten? Und wenn Rauchen keinen Spaß macht, warum müssen sie dann am Ende dieser Woche rauchen?

Werfen wir einen kurzen Blick auf die Hauptgruppen der Gelegenheitsraucher. Da gibt es jene, die zu rauchen versuchen und entweder durch Glück oder Angst niemals süchtig werden. Das ist der Typ, der sich zu Weihnachten eine Zigarette oder Zigarre anzündet und das restliche Jahr über nicht raucht.

Erinnern wir uns daran, dass auch Nichtraucher der Gehirnwäsche unterzogen wurden und sich viele von ihnen benachteiligt fühlen. Nicht nur, dass sie die Zigarette nicht genießen, sie schmeckt sogar grauenvoll.

Um die Illusion aufrechtzuerhalten, dass Rauchen Spaß macht, müssen sie sich gegen die unangenehmen Nebenwirkungen abhärten und regelmäßig rauchen.

Beneiden Sie diese Menschen nicht. Würde diese Zigarette großartig schmecken, warum würden sie dann ein ganzes Jahr auf sie warten?

Auch aus einem anderen Grund sollten Sie sie nicht beneiden. Sie halten sich zwar jahrelang am Rande des Abgrunds, doch früher oder später stürzt die überwiegende Mehrzahl von ihnen doch in die Tiefe.

Zur zweiten Kategorie von Gelegenheitsrauchern gehören die bereits abhängigen Raucher, die gerade dabei sind, tief in die Falle hineinzurutschen. Bei mir war der Absturz einc Frage von wenigen Monaten, bei den meisten Rauchern ist es eine Frage von einigen Jahren.

Erst weniger, dann mehr

Den dritten Typ verkörpert der starke Raucher, der seinen Zigarettenkonsum nach einem missglückten Entwöhnungsversuch einschränkt. Obwohl wir zunächst stolz auf uns sein könnten, rauchen wir zu guter Letzt mehr als zuvor. Aber natürlich verspüren wir in dieser Zeitspanne unseres Erfolgs das Bedürfnis, anderen Rauchern zu erzählen, wie wenig wir rauchen.

Dann neigen wir noch dazu, einen weiteren Typ von Rauchern zu beneiden, der nicht zwangsläufig zu den Gelegenheitsrauchern zählt, nämlich die Aussteiger und Wiederanfänger. Sie sind glücklich und haben alles voll unter Kontrolle. Erst rauchen sie glücklich sechs Monate lang, und dann hören sie glücklich sechs Monate lang auf.

Wenn sie tatsächlich sechs Monate lang glücklich rauchen, warum rauchen sie dann nicht ihr restliches Leben glücklich weiter? Und wenn sie glücklich für sechs Monate aufhören können, warum bleiben sie dann nicht ihr Leben lang glückliche Nichtraucher?

Wir nehmen an, dass sie aus beiden Welten das Beste bekommen: Wenn sie Raucher sein wollen, rauchen sie, und wenn sie Nichtraucher sein wollen, rauchen sie nicht. Sie hören aber aus demselben Grund zu rauchen auf wie Sie und ich: weil es ihnen nicht gefällt, Raucher zu sein. Sobald sie aufhören, fühlen sie sich elend und verloren und wünschen sich, wieder rauchen zu können. Irgendwann geht ihre Willenskraft zu Ende, und sie beginnen erneut zu rauchen.

> **Partygespräch**
>
> »Ich rauche nur 5 am Tag.«
> »Aber Sie haben jetzt, während Sie mit mir sprachen, schon 3 geraucht!«
> »Ach, Partys sind etwas anderes.«

Wenn sie rauchen, wünschen sie sich, Nichtraucher zu sein, und wenn sie Nichtraucher sind, sehnen sie sich nach der nächsten Zigarette.

Verbotenes schmeckt besser

Gilt das nicht für unser gesamtes Raucherleben? Wenn wir rauchen dürfen, wünschen wir uns, dass wir nicht rauchen müssen. Erst wenn uns das Rauchen verboten wird, erscheint es uns plötzlich unendlich kostbar.

Die schlimmste Klasse der Gelegenheitsraucher sind die heimlichen Raucher. Sie schämen sich, ihrer Familie und ihren Freunden zu sagen, dass sie versagt haben. Heimlich schleichen sie in den Keller und zünden sich eine Zigarette an – und sie schmeckt grauenvoll. Sie haben auch den letzten Rest an Selbstachtung verloren und denken: »Warum tue ich das, welche Macht besitzt dieses Übel über mich?« Vielleicht gelingt es ihnen auch weiterhin, andere zu täuschen, sich selbst können sie aber nicht mehr betrügen. Sie wissen:

- Ich bin ein erbärmlicher Drogensüchtiger!

Durch die Gehirnwäsche, der wir als Raucher unterzogen wurden, glauben wir gerne, dass einige Gelegenheitsraucher die Kontrolle über ihren Zigarettenkonsum besitzen und glückliche Raucher sind. Sobald Sie jedoch das Wesen der Nikotinfalle begreifen, sehen Sie die vermeintlich glücklichen Raucher in ihrem wahren Licht.

Der Selbstbetrug wird offenkundig. Um zu einem glücklichen Nichtraucher zu werden, müssen Sie nur andere Raucher beobachten. Gesellschaftliche Ereignisse bieten sich besonders zur Beobachtung von Gelegenheitsrauchern an.

Viele Gelegenheitsraucher werden auf Festen zu wahren Kettenrauchern. Beobachten Sie nur, wie schnell sie ruhelos werden, nachdem sie eine Zigarette ausgedrückt haben. Dann spähen sie in der Hoffnung umher, dass sich irgendjemand eine Zigarette anzündet. Wenn sie niemanden finden, bieten sie blitzschnell ihre eigenen Zigaretten an. Beachten Sie die ersten Züge. Sie können die Erleichterung beinahe fühlen. Stellen Sie sich vor, wie das Nikotin den Körper wieder verlässt und wie rasch das Zucken von

Neuem beginnt. Betrachten Sie diese lebenslange Kette, wie sie wirklich ist, außer natürlich:

- Sie haben das Glück, die Kette zu durchbrechen!

Sie brauchen aber gar kein Glück dafür. Es genügt, wenn Sie den Anweisungen folgen. Wenn Sie sich noch nicht entschlossen haben, sollten Sie das nächste Kapitel überspringen und erst zurückkehren, wenn Sie die Entscheidung zum Aufhören getroffen haben.

Wenn Sie jedoch diesen Beschluss bereits gefasst haben, wird das nächste Kapitel für Sie weder eine Schocktherapie sein noch in Ihnen ein Gefühl von Verlust hervorrufen. Ganz im Gegenteil, es wird etwas äußerst Positives bewirken und nachhaltig bestärken:

Gesundheit

18 | Gesundheit

Die Nikotinfalle ist so konstruiert, dass wir den dunklen Tag, an dem wir aufhören, ständig vor uns herschieben: Ich werde eines Tages aufhören, aber nicht heute.

Welchen Sinn hat es, wenn wir uns in der Zwischenzeit mit grauenvollen Gedanken an die Folgen des Rauchens herumschlagen? Wir gewöhnen uns an, unseren Geist zu verschließen.

Sie haben sich bereits entschlossen, mit dem Rauchen aufzuhören. Lassen Sie uns deshalb diese Tatsache benutzen, sodass Ihnen das Aufhören leichterfällt und Sie nicht rückfällig werden. Mit Ihrer ersten Zigarette zündeten Sie eine Zündschnur an, die langsam abbrennt und eines Tages in Ihrem Körper eine Explosion auslösen wird. Sie wissen nicht, wie lang diese Zündschnur ist. Allzu häufig lernte ich Raucher kennen, die zu spät aufhörten. Das Schlimmste ist nicht die Krankheit, die sie trifft, sondern die Tatsache, dass sie zu spät aufhörten. Wenn Sie sich schon heute als Raucher dumm fühlen, stellen Sie sich dann vor, wie dumm Sie sich fühlen werden, wenn Sie Ihren Lieben erklären müssen, dass Sie zu spät aufgehört haben. Danken Sie Ihrem Glücksstern, dass dieser Fall bei Ihnen niemals eintreffen wird!

Teer statt Sauerstoff

Mir gelang es, mich dem Gedanken an Krankheiten wie Lungenkrebs zu verschließen, indem ich mir einredete, dass ich, wenn ich schon das Glück hatte, den Krebs zu vermeiden, völlig ungeschoren davonkommen würde. Ich erkannte nicht, dass Rauchen nicht nur das Blut gerinnen lässt, sondern allmählich auch den gesamten Kreislauf verstopft. Es wäre nur halb so schädlich, wenn wir jeder Zelle unseres Körpers Sauerstoff und andere Nährstoffe vorenthielten, aber wir ersetzen diese lebenswichtigen Stoffe auch noch durch zahlreiche giftige Substanzen wie Nikotin, Kohlenmonoxid, Teer und andere mehr.

Diese Aushungerungsprozess verursacht Kurzatmigkeit und Erschöpfungszustände. Die am schwersten wiegende Wirkung liegt jedoch darin, dass jedes Organ und jeder Muskel unseres Körpers daran gehindert wird, effizient zu funktionieren. Das ähnelt in seinen Auswirkungen der Immunschwäche AIDS. Es zerstört allmählich unser Immunsystem. Viele Ärzte führen heute verschiedenste Krankheiten auf das Rauchen zurück, wie etwa Diabetes, Gehirntumor und Brustkrebs.

Ich litt an zahlreichen Beschwerden, die ich meinem Alter und nicht dem Rauchen zuschrieb, einschließlich Schmerzen in meinen Beinen, von denen ich annahm, dass sie durch meine Krampfadern verursacht wurden.

Falsche Diagnose

Erst heute weiß ich, dass es Arteriosklerose war. Meine nahezu ständig graue Gesichtsfarbe führte ich auf meinen natürlichen Teint oder mangelnde Bewegung zurück. Ich kam niemals auf die Idee, dass blockierte Kapillargefäße dafür verantwortlich sein könnten. Gelegentlich verspürte ich in meiner Brust gewaltige Schmerzen, die ich in meiner Angst für Lungenkrebs hielt, heute aber eher als Angina pectoris betrachte.

Schon im Alter von Mitte 40 hatte ich zahlreiche Leberflecke, die ich mir damals einfach als Zeichen vorzeitiger Senilität zurechtdeutete. Mir schwindelte, wenn ich rasch aufstand, wie etwa im Bad, und vor meinen Augen tanzten Flecken.

Fünf Minuten – sieben Jahre

Alle diese Symptome, einschließlich meiner Krampfadern, verschwanden, sobald ich mit dem Rauchen aufhörte. Die meisten innerhalb weniger Wochen. Wenn Sie also hören, dass Ihnen eine Zigarette fünf Minuten Ihres Lebens raubt und dass Nikotin sieben Jahre benötigt, um Ihren Körper zu verlassen, ignorieren Sie es zunächst einmal.

Das Erste ist wahr, aber nur, wenn Sie zu spät aufhören und sich schon eine der todbringenden Krankheiten zugezogen haben. Wenn Sie jetzt aufhören, können Sie diese fünf Minuten wieder einholen. Die giftigen Stoffe verlassen Ihren Körper niemals vollständig. Solange es Raucher gibt, haben sogar Nichtraucher einige davon in ihrem Kreislauf. Aber der Großteil der schädlichen Substanzen verlässt Ihren Körper schon innerhalb der ersten Wochen, nachdem Sie aufgehört haben.

Wenn ich daran denke, wie mein armes Herz versuchte, diese üble Schmiere Tag für Tag durch meine verengten Blutgefäße zu pumpen, ohne auch nur einen einzigen Schlag auszusetzen, erscheint es mir wie ein Wunder, dass ich keinen Herzinfarkt erlitt. Mir wurde nicht bewusst, wie zart und zerbrechlich unser Körper ist, sondern ich dachte nur daran, was für eine solide und genial konstruierte Maschine wir da haben!

Es ist erstaunlich, wie heikel wir darauf achten, wann wir bei unserem Auto das Öl wechseln müssen, und wie wir gleichzeitig die Maschine, von der unser langes und glückliches Leben abhängt, wie eine Mülldeponie behandeln.

Nun bleiben nur noch zwei wichtige Themen zu besprechen, ehe Sie Ihre letzte Zigarette rauchen. Das erste ist:

Die Leere

19 | Die Leere

Zwei überzeugende Beweise halfen mir, Rauchen als das zu sehen, was es wirklich ist. Das eine war der Rückblick auf meine Lebensqualität in den Jahren, in denen ich abhängig war, und wie meine Lebensfreude zurückkehrte, nachdem ich aufgehört hatte zu rauchen. Es war, als träte ich aus einer grauen nebelhaften Welt der Angst und Depression in eine von Sonnenlicht durchflutete Welt der Gesundheit und des Glücks.

Der zweite Beweis ist die unglaubliche Kraft und Stärke des menschlichen Körpers. Ob Sie nun daran glauben, dass wir das Werk Gottes sind oder das Ergebnis einer 3 Milliarden Jahre andauernden natürlichen Auswahl oder einer Kombination von beidem, bleibt es eine Tatsache, dass der menschliche Körper die höchstentwickelte Überlebensmaschine auf diesem Planeten ist.

Heute scheinen die Jugendlichen nach einer Zauberpille zu suchen, als ob der Schöpfer und die 3 Milliarden Jahre einen Blindgänger hervorgebracht hätten oder als ob ein wichtiger Bestandteil fehlen würde. Wir glauben, ein stresserfülltes Leben zu führen. Das ist Unsinn. In unserer westlichen Gesellschaft haben wir echten Stress ausgerottet. Wenn wir unser Zuhause verlassen, leben wir nicht in Angst, von einem wilden Tier angegriffen zu werden, und die meisten von uns brauchen sich keine Sorgen darüber zu machen, woher unsere nächste Mahlzeit kommt oder ob wir für die Nacht ein Dach über dem Kopf haben werden. Einflussreiche Geschäftsleute fragten mich: »Wie werde ich ohne Zigarette das Telefon abheben können?« Was ist an einem Telefon so stressig? Es wird weder explodieren noch beißen. Ihr Stress wird durch Nikotin hervorgerufen.

Wunderwerk der Natur

Denken Sie an das Leben der Tiere in freier Wildbahn. Ein Hase ist nicht einmal in seinem Bau sicher. Sein gesamtes Leben besteht aus Überlebenskampf. Auf Gefahr reagiert er mit Adrenalinschüben und dem Ausstoß anderer chemischer Substanzen. Der Mensch ebenso! Und unser Gehirn versorgt unseren Körper automatisch mit den Substanzen, die er benötigt, zu dem Zeitpunkt, zu dem er sie benötigt. Von der ersten Zigarette an wissen wir instinktiv, dass es unnatürlich ist, widerliche giftige Dämpfe einzuatmen.

Raucher am anderen Ende der Skala fragen: »Wie kann ich das Leben ohne Zigarette genießen?« Beobachten Sie einmal Kinder auf einer Geburtstagsfeier. Scheu und gehemmt treffen sie am Ort des Geschehens ein, und fünf Minuten später zerlegen sie bereits das ganze Haus. Sie sind total high. Dafür brauchen sie kein Nikotin, keinen Alkohol und kein anderes Gift:

- Sie finden es einfach großartig zu leben.

Wie konnte die menschliche Rasse Hunderttausende Jahre überdauern, und wie können die wilden Tiere überleben ohne Ärzte und Pillen? Der heutige Mensch wurde einer Gehirnwäsche unterzogen, sodass er sich für schwach und verletzlich hält und glaubt, ohne sie nicht überleben zu können. Dadurch entsteht ein Gefühl von Mangel, das ich als Leere bezeichne. Die Kindheit und Jugend sind stresserfüllte Zeitabschnitte, die die Leere steigern. Ist es da wirklich verwunderlich, dass so viele unserer Jugendlichen mit dem experimentieren, was wir ihnen in der Gehirnwäsche als harmloseste Drogen vorgestellt haben: Nikotin und Alkohol?

Um sich vollkommen frei fühlen zu können, ist es wichtig zu begreifen, dass nicht nur keine Notwendigkeit besteht zu rauchen, sondern dass auch kein Ersatz dafür nötig ist:

- Sie haben alles, was Sie brauchen!

Die Leere ist einer der Gründe, warum sich der jammernde Exraucher niemals wirklich frei fühlt. Vor einigen Jahren saß ich bei einer Dinnerparty neben einer jungen Frau: »Für eine Zigarette würde ich töten«, erklärte sie. »Tun Sie sich keinen Zwang an, und rauchen Sie eine«, gab ich zurück. »Ich selbst war der schlimmste Raucher der Welt.« »Auf keinen Fall! Ich habe acht Jahre nicht geraucht und werde niemals wieder beginnen.« Viele Exraucher quälen sich auf diese Weise. Was hat es aber für einen Sinn, wenn Sie sagen: »Ich will Nichtraucher sein«, und Sie sich dann Ihr restliches Leben lang immer wieder nach etwas verzehren, von dem Sie eigentlich nur eins hoffen:

- Ich will es nie wieder sehen!

Weil sich die Mehrheit der Raucher, die nach der einen oder anderen Variante der Willenskraft-Methode aufhören, auch weiterhin nach einer Zigarette sehnen, erscheint uns dieser Wunsch ganz natürlich. Sie haben dieses Bedürfnis aber nur, weil sie wirklich glauben, die Zigarette würde eine Leere füllen.

Sie sollen sich einprägen, dass diese Exraucher nicht nur einer Sache nachweinen, die sie niemals wieder haben wollen, sondern die sie tatsächlich auch niemals hatten. Nehmen wir nun die sogenannte besondere Zigarette nach dem Essen. Sie haben in Ihrem Leben Tausende Mahlzeiten zu sich genommen, aber an wie viele der kostbaren Zigaretten danach erinnern Sie sich?

Bleiben Ihnen nicht nur die Anfangstage in Erinnerung, in denen Ihnen beim Rauchen übel wurde? Oder als Ihre Zigaretten knapp wurden oder gar zu Ende gingen? Oder als Sie sich einzuschränken versuchten, und Zigaretten plötzlich Ihr ganzes Leben dominierten? Oder als Sie aufzuhören versuchten und sich elend und verloren fühlten? Raucher begreifen, dass ihnen Rauchen nichts bringt, sie finden aber keine andere Möglichkeit, das Gefühl von Leere zu vertreiben. Das ist einer der Gründe, aus denen Raucher erneut süchtig werden.

Zumeist wird ein Exraucher bei gesellschaftlichen Ereignissen rückfällig. Plötzlich ist man von einer Menge lachender und glücklicher Raucher umgeben. Zigaretten werden herumgereicht, aber man darf keine nehmen. Leicht vergisst man, dass die anwesenden Raucher nicht deshalb lachen und glücklich sind, weil sie rauchen, sondern weil sie sich in netter Gesellschaft befinden. Nichtraucher genießen Feste und Partys ebenfalls. Jeder einzelne dieser Raucher wird Sie beneiden. Wenn Sie jedoch den Fehler begehen, diese Raucher zu beneiden, machen Sie sich nur unglücklich, indem Sie einer Illusion nachjagen. Noch schlimmer, Sie könnten sich weiter ins Elend stürzen und die Kettenreaktion von Neuem beginnen. Nützen Sie stattdessen de Augenblick, sich daran zu erinnern, wie wundervoll es ist, frei zu sein!

Zurück in die Nikotinfalle

Es gibt vier klassische Beispiele für Gelegenheiten, bei denen Exraucher rückfällig werden, und das sind die für die Nikotinfalle typischen Gegensätze:

- Entspannung
- Stress
- Konzentration
- Langeweile

Falsche Hilfe im Unglück!

Ein klassisches Beispiel für eine Stresssituation ist ein Unfall. Am Ort des Unglücks gibt es immer einen Witzbold, der Ihnen eine Zigarette anbietet. Seien Sie darauf vorbereitet. Denken Sie an einen Unfall oder eine andere Tragödie in Ihrem Leben zurück, bevor Sie mit dem Rauchen aufhörten. Haben Sie in einer solchen Situation jemals gedacht: »Wen kümmert es! Ich habe diese wundervolle Zigarette!« Erinnern Sie sich nur an eine einzige echte Tragödie in Ihrem Leben, die Sie durch eine Zigarette lindern konnten? Wenn Rauchen tatsächlich Tragödien erträglich machte, müssten Raucher niemals echte Tragödien durchmachen.

Dass wir uns bei unserem Entwöhnungsversuch nur schlecht konzentrieren können, ist der dritte Faktor, der uns verleitet, wieder mit dem Rauchen zu beginnen. Raucher, die nach der Willenskraft-Methode versuchen aufzuhören, glauben meistens, ohne Zigarette könne man sich nicht konzentrieren. Die – falsche – Annahme, dass Rauchen die Konzentration erhöht, ist weit verbreitet. Wenn solche Exraucher dann zum ersten Mal geistig blockiert sind, gibt ihr Gehirn automatisch den Gedanken aus: »Ich brauche wirklich eine Zigarette, um mich konzentrieren zu können.« Aber sie dürfen keine rauchen. Anstatt sich nun auf ihre geistige Blockade zu konzentrieren, kreisen ihre Gedanken ständig um die Tatsache, dass sie ihr restliches

Leben lang ohne ihre einzige Konzentrationshilfe auskommen müssen. Wenn ihr Geist von solchen Gedanken besessen ist, wundert es nicht, dass er sich nicht darauf konzentrieren kann, die geistige Sperre zu lösen.

In so einem Fall tue ich eben, was Nichtraucher tun, wenn sie geistig blockiert sind: Ich lege eine Pause ein, überschlafe das Problem oder suche Hilfe. Ich habe bereits erklärt, wie Nikotinsucht zu der Illusion führt, dass Ihnen die Droge hilft, sich zu konzentrieren. Hätte Rauchen tatsächlich diese Wirkung, würden Raucher niemals eine geistige Blockade erleiden.

Rückfall aus Langeweile

Der im vorigen Kapitel beschriebene Vergiftungsprozess ist ein weiterer Grund, warum Rauchen tatsächlich die Konzentration behindert. Immerhin ist das Gehirn jenes Organ, das am stärksten von einer ausreichenden Sauerstoffversorgung abhängig ist.

Das häufigste Beispiel von Exrauchern, die aus Langeweile wieder in die Falle tappen, finden wir auf Flughäfen, wenn ihr Flug Verspätung hat. Ich weiß nicht, ob es bloß Zufall ist, aber in solchen Augenblicken sind Sie sicher umringt von attraktiven Duty-free-Zigarettenpackungen. Die Verführung lautet: »Ich kaufe mir nur ein Päckchen, um die Verspätung zu überdauern.« Tun Sie es nicht! Denken Sie stattdessen an die Zeit zurück, als Sie als Raucher ähnliche Verspätungen erlebten. Waren Sie damals glücklich und gut gelaunt? Wenn Sie noch einen weiteren Beweis brauchen, dann sehen Sie sich doch um. Wirken die Raucher, die auf denselben Flug warten, glücklich und gut gelaunt?

Nun muss es uns gelingen, die Leere zu bewältigen. Wir suchen etwas, das das Loch füllt:

Ersatzbefriedigungen

20 | Ersatzbefriedigungen

Ersatzmittel erschweren dem Raucher das Aufhören. Wenn Sie gerade eine Grippe hinter sich gebracht haben, suchen Sie doch auch nicht nach einer anderen Krankheit, die ihren Platz einnehmen könnte. Im Gegenteil, Sie freuen sich, die Krankheit los zu sein. Schon die Tatsache, dass Sie nach einem Ersatz für das Rauchen suchen, bestätigt die Illusion, dass Sie ein Opfer bringen.

Wonach suchen Sie tatsächlich: nach einer Wunderpille, die Ihnen hilft, sich zu konzentrieren, zu entspannen, die Langeweile zu bekämpfen und Stress abzubauen, aber all das ohne die schädlichen Nebenwirkungen des Rauchens. In Wirklichkeit brauchen Sie keinen Ersatz. Rauchen ist nämlich eine Krankheit. Ich will damit keinesfalls sagen, dass Rauchen keine schrecklichen Krankheiten auslösen kann, sondern dass die Nikotinsucht selbst bereits die schlimmste Krankheit ist, an der Sie jemals gelitten haben werden – außer natürlich, Sie bleiben weiter abhängig.

Und immer wieder: das kleine Monster

Bevor Sie in die Nikotinfalle tappten, mussten Sie nicht rauchen, um ein Fest zu genießen oder mit Stress fertig zu werden. Einige Tage nach der letzten Zigarette wird Sie das kleine Monster noch stets daran erinnern: »Du brauchst eine Zigarette.«

Wenn Sie sich nun sagen: »Ich darf keine Zigarette haben, also nehme ich stattdessen ein Stück Schokolade«, verlängern Sie den Prozess nur. Die Schokolade wird das andere Gefühl nicht besänftigten, daher werden Sie ein zweites und ein drittes Stück essen. Bald schon wird Ihnen allein beim Anblick von Schokolade übel. Sie werden sich Ihren Appetit für die Hauptmahlzeit verderben und sich beträchtliches Übergewicht einhandeln. Damit halten Sie außerdem die Überzeugung am Leben, dass Sie in Wahrheit nicht den Ersatz, sondern die echte Zigarette brauchen, und finden schließlich einen Vorwand, wieder zu rauchen.

Im nächsten Kapitel werde ich erklären, wie Sie mit den Augenblicken fertig werden können, in denen das kleine Monster weiterhin die Gier nach einer Zigarette auslöst, sodass Sie sie als Momente der Freude und nicht des Elends erleben werden.

Die bekanntesten und gleichzeitig die schädlichsten Ersatzmittel sind die »Nikotinersatzpräparate« wie Kaugummi, Pflaster und Nasensprays, die Nikotin enthalten.

Warum sind sie so schädlich? Weil sie einerseits alle Fehler von Ersatzmitteln vereinen und zusätzlich zwei weitere Nachteile haben, und andererseits, weil sie nicht nur legal sind, sondern tatsächlich von Ärzten verschrieben werden:

Ersatz – ein Irrweg

In der Theorie klingt die Nikotinersatztherapie logisch:

Wenn Sie versuchen, mit dem Rauchen aufzuhören, müssen Sie zwei gewaltige Feinde überwinden. Sie müssen

- mit der Gewohnheit brechen und
- die entsetzlichen Entzugsqualen überleben.

Man braucht kein Napoleon zu sein, um zu begreifen, dass nur ein Idiot zwei mächtige Feinde zur gleichen Zeit angreifen würde. Deshalb lautet die Theorie, dass Sie zuerst mit der Gewohnheit des Rauchens brechen und Ihr Nikotin weiterhin in einer anderen Form einnehmen, um die entsetzlichen Entzugsqualen zu vermeiden. Sobald Sie die Gewohnheit erfolgreich abgelegt haben, gewöhnen Sie sich allmählich den Nikotinersatz ab. Gegen diese Theorie kann ich nichts einwenden. Sie erscheint vollkommen logisch, aber würden Sie nicht dasselbe erreichen, wenn Sie Ihren Zigarettenkonsum nach und nach einschränkten? Auf diese Weise würden Sie sich nicht nur allmählich das Nikotin abgewöhnen, sondern auch die Gewohnheit selbst. Tatsache ist, dass die meisten Raucher früher oder später erkennen, dass es ihnen aus den bereits erwähnten Gründen nicht hilft, den Konsum einzuschränken, weil dadurch jede einzelne Zigarette nur umso kostbarer wird.

Die Nikotinersatztherapie ist seit über 30 Jahren allgemein bekannt. Pflaster, Nasensprays und Kaugummis verwenden dasselbe Prinzip. Wenn sie tatsächlich funktionierten, warum gibt es dann noch immer Menschen, die rauchen? Die Nikotinersatztherapie klingt logisch, gründet sich aber auf falsche Tatsachen:

- Rauchen ist KEINE Gewohnheit – es ist eine Drogensucht!
- Die tatsächlichen körperlichen Entzugserscheinungen von Nikotin sind UNBEDEUTEND – Sie benötigen also keinen Ersatz!

Was wollen wir erreichen? Mit dem Rauchen aufhören? Nein! Das Bedürfnis nach der Zigarette auslöschen. Nikotin verlängert nur das Leben des kleinen Monsters. Noch schwerwiegender ist, dass Sie damit das Gefühl der Leere und das Leben des großen Monsters in Ihrem Gehirn verlängern, dessen einziges Ziel darin besteht, dem kleinen Monster Futter zu verschaffen! Alle Ersatzmittel erschweren das Aufhören. Besonders aber die Nikotinersatztherapie, weil sie in Wirklichkeit nur das Leben beider Monster verlängert.

Nicht aufhören, sondern anfangen macht Probleme

Denken Sie daran: Raucher, die Gewicht zulegen, weil sie zu Ersatzmitteln greifen, nehmen nicht zu, weil sie aufgehört haben zu rauchen, sondern, weil sie damit angefangen hatten. Dasselbe gilt für jede andere leichte Beschwerde, die Sie beim Aufhören erleben könnten. Nichtraucher leiden nicht an diesen Problemen. Aber nun kommen wir zum entscheidenden Schritt. Jetzt sind Sie endlich dort, wo Sie die ganze Zeit hinwollten, nämlich auf der

Zielgeraden zur letzten Zigarette

21 | Zielgerade zur letzten Zigarette

Wann werden Sie zum Nichtraucher? Es ist wichtig, dass Sie über diese Frage nachdenken, bevor Sie weiterlesen, denn sie ist einer der Schlüssel zum Erfolg.

Typische Antworten sind:

- »Wenn ich aufhöre, an eine Zigarette zu denken.«
- »Wenn ich gesellschaftliche Ereignisse wieder ohne Zigarette genießen kann.«
- »Wenn ich wieder ohne Glimmstängel zum Telefon greifen kann.«

Normalerweise lautet die vernünftige Antwort: Nie! Einmal Raucher, immer Raucher. Sie sind nur einfach ein Raucher, der nicht rauchen darf. Mit all diesen Antworten warten Sie darauf, dass etwas geschieht. Wie lange werden Sie warten müssen? Einmal überlebte ich sechs Monate nach der Willenskraft-Methode. Da ist nichts geschehen. Eben dieses Warten und diese Ungewissheit machen das Aufhören so schwierig.

Prägen Sie sich eines gut ein:

- Sie werden in dem Augenblick zum Nichtraucher, in dem Sie Ihre letzte Zigarette ausdrücken!

Wenn Sie sich nicht ganz sicher sind, werden Sie nur hoffen, dass es Ihre letzte Zigarette ist, und damit besteht die Chance, dass Sie vergeblich hoffen.

Mit Sicherheit die letzte Zigarette

Aber wie können Sie sicher sein, dass es tatsächlich Ihre letzte Zigarette ist? Dafür gibt es eine einfache Methode:

- Räumen Sie zuerst Ihre Unsicherheit aus!

Warum fühlen Sie sich unsicher? Aus all den im ersten Kapitel aufgelisteten Gründen: der Glaube, dass Rauchen uns Spaß macht und eine Stütze ist, dass es schwierig ist aufzuhören und dass wir, selbst wenn wir Erfolg haben, das Leben niemals wieder voll genießen werden.

Inzwischen sollten all diese Illusionen zerschlagen sein. Erfüllt Sie der Gedanke, niemals wieder eine Zigarette zu rauchen, mit Panik? Wenn das der Fall ist, gibt es für Sie nur eine Alternative:

- Sie dürfen niemals aufhören!

Möglicherweise steht Ihnen eine Stressperiode oder ein aufregendes gesellschaftliches Ereignis bevor. Umso besser.

Dann können Sie sich sofort beweisen, dass Sie mit dem Stress ohne Weiteres fertig werden und das gesellschaftliche Ereignis genießen können, ohne zu rauchen.

Es gibt keinen Grund, dass Sie sich elend oder in Panik fühlen. Wenn Sie dennoch Schmetterlinge im Bauch haben, denken Sie nur an Fußballer, die zum Weltcupfinale auf das Spielfeld kommen – sie sind aufgeregt, weil sie im Begriff stehen, etwas Wundervolles zu erreichen. Dasselbe geschieht Ihnen, wenn Sie die letzte Zigarette anzünden.

Sie sollten es nicht mit der Einstellung tun: »Ich darf nie wieder rauchen«, sondern mit dem Gedanken:

Herrlich! Ich bin frei! Ich bin Nichtraucher!

Einige Tage lang werden Sie einen »verhungernden« Saboteur in Ihrem Körper tragen, der alles tut, um Ihren Vorsatz zum Scheitern zu bringen. Ich spreche vom kleinen Nikotinmonster.

Möglicherweise erkennen Sie das Gefühl nur als Leere und Unsicherheit. Eine Weile könnten Sie sich auch verwirrt fühlen. Wenn das der Fall ist, akzeptieren Sie es einfach und seien Sie unbesorgt, es geht bald vorüber.

Jede Veränderung im Leben verwirrt uns für einige Zeit, sogar Verbesserungen wie ein interessanterer Job, ein schöneres Haus, ein neues Auto. So schnell, wie Sie sich an Ihr neues Auto gewöhnen, werden Sie sich auch an den Zustand des Nichtrauchers gewöhnen. Und schon bald erscheint er ihnen natürlich und als gewaltige Verbesserung Ihrer Lebensqualität. Erinnern Sie sich auch daran, dass selbst die geringste Unannehmlichkeit, die Sie nun fühlen könnten, nicht darauf zurückzuführen ist, dass Sie mit dem Rauchen aufhören, sondern dass Sie überhaupt damit angefangen haben:

Nichtraucher leiden nicht an Nikotinentzug!

He, einen Augenblick! Ich hatte Ihnen doch versprochen, dass Sie bei der Allen-Carr-Methode überhaupt nicht an Entzugserscheinungen leiden werden. Habe ich nicht behauptet, der Nikotinentzug ist so schrecklich, dass Raucher sich lieber ihre Beine amputieren lassen als aufhören zu rauchen?

Halten Sie es sich klar und deutlich vor Augen: Der tatsächliche körperliche Nikotinentzug ist so harmlos, dass wir ihn nicht einmal wirklich bemerken. Es ist dasselbe Gefühl, an dem Sie tagtäglich während Ihres Raucherlebens litten. Wenn Sie Ihre letzte Zigarette ausdrücken, wird es um nichts schlimmer. Wir kennen dieses Gefühl nur als: ICH WILL EINE ZIGARETTE.

Das Elend, das Raucher erleiden, die nach der Willenskraft-Methode aufzuhören versuchten, hat nur eine Ursache: Sie erkennen nicht, dass dieses Gefühl vom kleinen Monster hervorgerufen wird. Sie glauben noch stets, dass sie eine Zigarette brauchen, weil sie ihnen Halt gibt und Mut und Selbstvertrauen schenkt, und dass sie ohne ihren Suchtstoff mit ihrem Leben nicht klarkommen.

»Aber Sie sagten mir, dass das kleine Monster nach etwa drei Wochen stirbt.« Natürlich könnten sich auch Raucher, die nach der Willenskraft-Methode aufhören, nach drei Wochen Abstinenz frei fühlen. Warum tun sie es nicht? In Wirklichkeit fühlen sich viele frei. Mir ist das mehrere

Male passiert. Aber es ist eine gefährliche Zeit. Sie fühlen sich verpflichtet, eine Zigarette anzuzünden, nur um sich selbst zu beweisen, dass Sie sie nicht brauchen. Doch genau das ist der Fall. Denn Sie haben das kleine Monster wieder zum Leben erweckt, und sobald Sie diese Zigarette ausdrücken, beginnt das Nikotin wieder, Ihren Körper zu verlassen, und die kleine Stimme in Ihrem Hinterkopf flüstert: »Du willst noch eine.« Obwohl diese Zigarette seltsam schmeckte, macht der flüchtige Augenblick der Freiheit neuen Zweifeln Platz. Wahrscheinlich werden Sie nicht sofort eine weitere Zigarette rauchen, aber nach ein paar Tagen, wenn Sie wieder in Versuchung geführt werden, sagen Sie zu sich: »Ich habe vor einigen Tagen eine Zigarette geraucht und wurde nicht wieder süchtig. Was kann es mir dann schaden, wenn ich hin und wieder eine Zigarette rauche.« Sie tappen in dieselbe Falle wie beim ersten Mal.

Geistig vorbeugen!

Doch selbst Raucher, die nach der Willenskraft-Methode aufhören und der gelegentlichen Zigarette oder Zigarre aus dem Weg gehen, fühlen sich nur selten völlig frei, weil das Gefühl der Leerc normalem Hunger und normalem Stress gleicht. Auch wenn das kleine Monster stirbt und der Exraucher normalen Hunger oder Stress fühlt, deutet sein Gehirn das Gefühl als: ICH WILL EINE ZIGARETTE.

Möglicherweise verfolgt Sie dieses Gefühl einige Tage lang. Bereiten Sie sich darauf vor, aber sorgen Sie sich nicht weiter deshalb.

Der Einfachheit halber beschreibe ich das kleine Monster als Nikotingier. Sie selbst ist nicht imstande, nach Nikotin oder irgendetwas anderem zu gieren. Nur Ihr Gehirn kann das. Einige sogenannte Experten glauben, dass es wichtig ist, erst die Nikotinzufuhr zu stoppen und dann eine qualvolle Übergangsphase durchzumachen, sodass der Exraucher seine Gier nach Nikotin verliert. Das ist nicht wahr. Sofern Sie alle Anweisungen korrekt befolgen, werden Sie sich völlig unter Kontrolle haben und sich niemals wieder nach einer Zigarette verzehren.

Mach mal Pause!

Wenn Sie einige Tage lang dieses Gefühl verfolgt: »Ich will eine Zigarette«, sollten Sie sich nicht sorgen oder gar in Panik geraten. Legen Sie stattdessen eine kurze Pause ein und sagen Sie zu sich selbst: »Ich weiß, was dieses Gefühl bedeutet. An ihm habe ich mein ganzes Raucherleben lang gelitten. Ist es nicht wundervoll, dass das kleine Monster stirbt? Ich bin frei!«

»Aber wenn das Gefühl normalem Hunger und Stress gleicht, woher weiß ich dann, wann ich frei bin?« Weil Sie, wenn Sie die Anweisungen befolgen und das Wesen der

Nikotinfalle begreifen, schon in dem Augenblick frei sind, in dem Sie Ihre Nikotinzufuhr stoppen.

»Sollte ich versuchen, nicht an Rauchen zu denken?«

Auf keinen Fall

Damit schaffen Sie lediglich Angst. Es gibt keinen Grund, warum Sie nicht daran denken sollten. Sie haben nichts Schlimmes zu erwarten. Im Gegenteil, etwas Wundervolles geschieht.

Machen Sie sich keine Sorgen, wenn Ihre Gedanken in den nächsten Tagen ständig um das Rauchen kreisen. Wichtig ist nur, was Sie denken.

Wenn Sie denken: »Ach, wie gerne hätte ich jetzt eine Zigarette, aber leider darf ich keine rauchen« oder »Wann wird dieses Verlangen endlich aufhören und ich frei sein?«, dann werden Sie sich selbstverständlich elend fühlen.

Denken Sie stattdessen lieber:

- Es ist wundervoll! Ich bin bereits frei!

Sie werden sich großartig fühlen, sobald Sie an das Rauchen denken, und Sie werden sich umso wohler fühlen, je häufiger Sie daran denken. »Aber wie kann ich erreichen, dass ich immer so denken werde?«

Indem Sie Rauchen als das betrachten, was es ist. Wenn ein Verwandter oder ein enger Freund stirbt, müssen Sie eine Trauerperiode durchleiden. Mit der Zeit heilen hoffentlich die Wunden, aber ganz wird Sie der Schmerz nie verlassen. Hin und wieder werden Sie sich zurückerinnern und sich traurig und nostalgisch fühlen. Dies geschieht, wenn Raucher, Alkoholiker und andere Drogenabhängige ihre Sucht »aufgeben«. Sie wissen, dass es ihnen besser gehen wird, wenn sie sich befreien.

Gleichzeitig glauben sie, dass sie einen Freund oder eine Stütze verloren haben. Aber die Zigarette ist nicht tot, und deshalb bleiben sie verwundbar und können nur allzu leicht wieder süchtig werden.

Stirbt hingegen ein Feind, brauchen Sie nicht um ihn zu trauern. Sie können augenblicklich zu feiern beginnen und sich Ihr restliches Leben lang freuen.

Die Entscheidung liegt bei Ihnen. Sie können die nächsten Tage mit hängendem Kopf herumlaufen und trauern, dass Sie nun kein armseliger Nikotinsüchtiger mehr sind. Aber darin kann ich eigentlich keinen Sinn erkennen. Sie vielleicht? Oder aber Sie verbringen die nächsten Tage und den Rest Ihres Lebens wie ich und

- freuen sich, dass Sie der Nikotinfalle entkommen sind!

Rauchen – keine Vorteile, nur Nachteile!

Die Menschen, die Sie lieben, werden begeistert sein, wenn Sie aufhören zu rauchen. Falls Sie noch daran zweifeln, so sage ich Ihnen, dass die Person, die sich am meisten freuen wird, Sie selbst sein werden.

Halten Sie sich deutlich vor Augen, dass Sie nicht Ihr Leben aufgeben. Sie geben überhaupt nichts auf. In Wirklichkeit werden Sie sich, sobald Sie Ihre Nikotinzufuhr stoppen, in Gesellschaft viel wohler fühlen und besser gegen Stress abgewappnet sein. Das Einzige, was Sie von Ihrem Erfolg abhalten kann, sind Zweifel und Unsicherheit. Warten Sie nicht darauf, ein Nichtraucher zu werden. Sie werden zum Nichtraucher, sobald Sie Ihre letzte Zigarette ausdrücken.

Ganz vergessen: Ich hatte ja aufgehört!

Akzeptieren Sie, dass Sie in den ersten Tagen nach dem Aufhören manchmal vergessen werden, dass Sie aufgehört haben, und sich dabei ertappen werden, nach einer Zigarette zu greifen. Nach der Willenskraft-Methode begann ich, um eine Zigarette zu trauern, wodurch ich mich elend und verloren fühlte. Bereiten Sie sich daher auf diese Situationen vor. Hören Sie auf, an Gelegenheitszigaretten und besondere Zigaretten zu denken. Sehen Sie sie als das, was sie sind:

- Eine lebenslange Kette des Elends

Wenn Sie eine einzelne Zigarette weiterhin als Stütze oder Vergnügen betrachten, werden Sie auch eine Million Zigaretten als Stütze oder Vergnügen betrachten. Sie können sich für die Rolle des jammernden Exrauchers entscheiden und sich Ihr restliches Leben benachteiligt und elend fühlen, weil Sie nicht mehr rauchen dürfen, oder Sie erliegen der Versuchung, werden wieder süchtig und fühlen sich noch elender. Sie wissen, dass Sie die richtige Entscheidung getroffen haben. Quälen Sie sich daher nicht, indem Sie sie in Zweifel ziehen.

Wenn Ihre Gedanken in den nächsten Tagen oder während Ihres restlichen Lebens zum Thema Rauchen zurückkehren, wenden Sie den Gedanken ins Positive:

- Toll! Ich bin Nichtraucher!

Erinnern Sie sich daran, dass Sie nur aufgehört haben zu rauchen, aber nicht zu leben. Nur weil Sie nicht mehr rauchen, brauchen Sie nicht Ihren Lebensstil zu verändern. Die meisten Raucher assoziieren Rauchen mit bestimmten Aktivitäten. In meinem Fall war es Golf. Ich konnte mir nicht vorstellen, ohne Zigarette jemals wieder Golf spielen zu wollen. Heute fällt es mir schwer, mir vorzustellen, dass ich jemals auf dem Golfplatz oder anderswo das Bedürfnis verspürte zu rauchen. Es ist überaus wichtig, dass Sie diese Gehirnwäsche von vornherein umkehren. Wenn Sie eine Zigarette mit einem Kaffee oder einem Glas Wein assoziieren, sollten Sie Ihren Kaffee oder Wein trinken. Bei solchen Gelegenheiten könnten Sie verleitet sein, nach einem Ersatz zu suchen. Sagen Sie sich stattdessen: »Ist es nicht wundervoll, dass ich diese wertvollen Augenblicke in meinem Leben genießen kann, ohne mich selbst ersticken zu müssen!« Genießen Sie es, nicht rauchen zu müssen. Genießen Sie den Gedanken, dass all die giftigen Substanzen Ihren Körper verlassen. Genießen Sie es ganz besonders, diese gedanklichen Verbindungen zu brechen und ihre Herrschaft zu beenden.

Keine Angst vor Begegnung mit Rauchern!

Menschen, die nach der Willenskraft-Methode aufhörten zu rauchen, begehen oft den Fehler, gesellschaftlichen Ereignissen, bei denen sie verleitet werden könnten zu rauchen, aus dem Weg zu gehen. Kein Wunder, dass sie sich elend fühlen. Erinnern Sie sich daran, dass Sie nicht zu leben aufhörten, sondern zu rauchen. Gehen Sie unerschrocken auf eine Einladung zu einer Party oder einem Abendessen ein. Selbst wenn dort außer Ihnen 20 Raucher sind, sollten Sie sich daran erinnern, dass jeder einzelne dieser Raucher gerne so wäre wie Sie.

Konsequent bleiben!

In Gesellschaft kann man einfach vergessen, dass man gerade aufgehört hat zu rauchen. Zigaretten werden herumgereicht, und Sie sehen plötzlich, dass Sie danach greifen. Ein Bekannter sagt: »Ich dachte, Sie hätten aufgehört.« Mit Ihrer mitten in der Bewegung erstarrten Hand fühlen Sie sich wie ein Idiot. Zweifel steigen in Ihnen hoch, und Sie beginnen, Ihre Entscheidung zu hinterfragen. Lassen Sie das bleiben. Dies ist der richtige Augenblick, sie zu bestätigen. Vor ein paar Monaten blickte ich aus dem Fenster meines Autos und griff automatisch nach der Zigarette in meinem Mund. Doch da war keine, und ich fühlte mich unendlich dumm. Hätte ich nach der Willenskraft-Methode aufgehört, hätte mich dieser Zwischenfall tief verletzt. Ich hätte gedacht: »Ich habe nun mehr als 14 Jahre nicht geraucht, und doch ist es mir nicht gelungen, mit der Gewohnheit zu brechen.« Stattdessen dachte ich genau das Gegenteil:

»Vor 14 Jahren hätte eine Zigarette in meinem Mund gesteckt, meine Zähne und meine Oberlippe wären vom Nikotin fleckig gewesen, der Aschenbecher wäre vor Kippen übergegangen, und die Deckenverkleidung meines Wagens wäre gelblichbraun verfärbt gewesen. Gott sei Dank bin ich frei.«

Das sinkende Schiff

Vielleicht glauben Sie, dass Sie 14 Jahre lang abstinent bleiben müssen, bevor Ihnen so etwas geschieht. Nein, diese Einstellung besaß ich bereits, bevor ich meine letzte Zigarette ausdrückte.

Wenn es Ihnen auf einer Party passiert, sollten Sie darauf vorbereitet sein, sich aber keine Sorgen machen. Sagen Sie dem Raucher einfach:

»Ich hatte ganz vergessen, dass ich aufgehört habe, und ich kann Ihnen gar nicht sagen, wie herrlich es ist, frei zu sein. Sie sollten es auch versuchen.«

Seit Rauchen als unsoziale Gewohnheit abgestempelt wurde und es so vielen Rauchern gelang aufzuhören, fürchtet jeder Raucher, der Letzte zu sein, der das sinkende Schiff verlässt, oder noch schlimmer, derjenige, der mit ihm untergeht. Selbst wenn diese Person zu Ihren liebsten Freunden zählt, wird ein Teil von ihr Sie hassen, weil es Ihnen gelungen ist, das sinkende Schiff zu verlassen, und sie noch einsamer zurückbleibt.

Die Sie umgebenden Raucher erwarten, dass Sie sich elend fühlen und deprimiert sind. Wenn sie Sie dann glücklich und gut gelaunt sehen, halten sie Sie für Superman oder Superwoman. Den jammernden Exrauchern verdanken wir es, dass der Rest von uns überzeugt ist, niemals frei sein zu können.

Mit Genuss aus dem Gefängnis

Obwohl Ihr Freund Sie mit einem Teil seines Gehirns hassen wird, werden Sie ihm in Wirklichkeit helfen. Das ist das Wunder, das sich heute ereignet. Millionen von Rauchern gelang es zu entkommen, und wenn Ihr Freund nun sieht, dass Sie nicht nur frei sind, sondern den Zustand tatsächlich genießen, helfen Sie ihm oder ihr, die eigenen Ängste abzulegen.

Wirklich wichtig ist jedoch, dass Sie sich selbst wie Superman oder Superwoman fühlen. In den nächsten Tagen wird Ihnen etwas wirklich Großartiges gelingen. Genießen Sie es, im Mittelpunkt der Aufmerksamkeit zu stehen.

Und genießen Sie auch jeden Schritt auf dem Weg aus Ihrem Gefängnis.

Armselige Figur

Andere Raucher veranlassten uns dazu, in die Suchtfalle zu tappen, und andere Raucher geben uns das Gefühl, etwas zu vermissen, wenn uns das Aufhören gelingt.

Wenn Sie sich jemals in der Gesellschaft eines Rauchers benachteiligt fühlen, sollten Sie sich daran erinnern, dass er weiterrauchen muss, sobald er Ihre Gesellschaft verlässt.

Bei der nächsten Monatsabrechnung, der nächsten Krebswarnung, den nächsten Atembeschwerden, dem nächsten Rauchverbot und dem nächsten Mal, wenn er sich als einziger Raucher in der Gesellschaft von Nichtrauchern dumm und schmutzig fühlt, wird er weiterrauchen müssen. Welches Vergnügen ist ihm im Ausgleich dafür vergönnt? Gar keines!

Wäre man doch niemals abhängig geworden!

Betrachten Sie das Ganze als eine Art Marktforschung. Nicht nur jeder Nichtraucher auf der ganzen Welt ist glücklich, Nichtraucher zu sein, und jeder jammernde Exraucher wäre gerne ein Nichtraucher – wenn er wirklich wollte, könnte er jederzeit wieder zu rauchen beginnen –, sondern auch alle Raucher der Welt wünschen sich, niemals abhängig geworden zu sein. Das lässt schon einige eindeutige Schlussfolgerungen zu!

Erinnern Sie sich auch daran, dass kein Raucher, der in einer Stresssituation, auf einer Party oder aus Langeweile eine Zigarette, eine Zigarre oder eine Pfeife anzündet, dies tut, weil er sich dazu entschieden hat. Ich habe mich entschieden, ein Buch zu schreiben, aber ich habe mich nicht dafür entschieden, das mein restliches Leben lang zu tun.

Wann immer Sie einen Raucher beneiden, sollten Sie

sich daran erinnern, dass ihm etwas fehlt und nicht Ihnen. Er hat seine Gesundheit, seine Energie, sein Geld, seine Selbstachtung, seinen Mut, sein Selbstvertrauen und seine Freiheit verloren, denn:

- Er ist drogenabhängig!

Tiefes, schwarzes Loch

Sie würden doch keinen Drogenabhängigen beneiden. In Großbritannien zum Beispiel sterben pro Jahr 100 Drogensüchtige an Heroinmissbrauch; den Folgen des Rauchens dagegen erliegen weltweit jährlich 3500000 Menschen. Drogensucht lässt sich keinesfalls dosieren und auf einem bequemen Niveau halten.

Als Süchtiger sinken Sie langsam und unmerklich in ein bodenloses Loch.

Wenn es Ihnen heute nicht gefällt, ein Raucher zu sein, werden Sie auch morgen keinen Spaß daran haben.

Die Anleitungen dazu, diesem Schicksal zu entgehen, finden Sie zum leichten Nachschlagen nochmals übersichtlich im Anhang aufgelistet.

Aber freuen Sie sich zunächst auf die wirklich besondere Zigarette, die Sie nun rauchen sollten. Es ist nämlich

Die letzte Zigarette

22 | Die letzte Zigarette

Wenn Sie alles verstanden haben, was ich bisher sagte, sollten Sie jetzt eigentlich wie ein Hund an der Leine ziehen und ungeduldig darauf warten, losgelassen zu werden. Wenn das der Fall ist, stürmen Sie einfach los. Vielleicht haben Sie aber auch das Gefühl, alles verstanden zu haben, was ich sagte, sind aber dennoch unsicher. Dies könnte lediglich die Angst vor dem Versagen sein. Machen Sie sich keine Sorgen. Gewissheit ist das Wichtigste. Wenn Sie erkennen, dass Sie mir nicht alles glauben können, was ich sagte, sollten Sie die jeweiligen Kapitel nochmals lesen, oder in einem unserer Büros Rat suchen, die am Ende des Buches angeführt sind. Keine Sorge, wenn Sie alles verstanden haben, aber dennoch unsicher sind.

Ein Sprichwort sagt, eine gute Mahlzeit erweist sich erst beim Essen. Sofern Sie alle Anweisungen befolgten und insbesondere die Anweisung, mit einer glücklichen Geisteshaltung zu beginnen, werden Sie nach einigen Tagen einen Augenblick erleben, von dem Sie annahmen, ihn ohne Zigarette nicht bewältigen oder genießen zu können – wie eine Stresssituation oder ein gesellschaftliches Ereignis. Und plötzlich erkennen Sie, dass Sie diesen Augenblick nicht nur bewältigten oder genossen, sondern dass Sie sogar nicht daran dachten, sich eine Zigarette anzuzünden.

Das ist der »Moment der Freiheit« – der Augenblick, in dem Sie erkennen, dass Sie frei sind. Wenn Sie jedoch auf ihn warten oder versuchen, ihn herbeizuführen, schaffen Sie nur Angst. Damit bewirken Sie dasselbe, wie wenn Sie versuchen, nicht an das Rauchen zu denken. Das einzig Wichtige für Sie ist nun, diese letzte Zigarette auszudrücken und Ihr Leben weiterzuleben. Einige Raucher sind wie ich und durchblicken den Trick mit dem Selbstvertrauen so klar, dass sie den »Moment der Freiheit« erleben, noch bevor sie die letzte Zigarette geraucht haben. Solche Raucher fragen mich dann oft: »Muss ich diese letzte Zigarette tatsächlich rauchen? Sie haben alles so deutlich erklärt, dass ich weiß, dass ich mich niemals wieder verleiten lasse zu rauchen.«

Es erscheint verrückt, dass jemand, der Rauchen so sehr verabscheut wie ich, einem anderen Menschen rät, eine letzte Zigarette zu rauchen. Ich tue das aus dem einzigen Grund, weil ich weiß, wie wichtig es ist, sicher zu sein. Ich fordere nun von Ihnen das feierliche Versprechen, dass Sie, nachdem Sie diese letzte Zigarette ausgedrückt haben,

- niemals wieder rauchen!

Ich fordere Sie zu dem weiteren Versprechen auf, dass Sie von diesem Tag an, immer wenn Sie an Rauchen denken, an guten wie an schlechten Tagen, Ihre Entscheidung niemals in Zweifel ziehen, sondern lediglich denken:

Hurra!
Ich bin Nichtraucher!!!

23 | Anweisungen

Während der Zeit, in der Sie dieses Buch lesen:

- *Anweisung 1:*

Befolgen Sie alle Anweisungen genau.

- *Anweisung 2:*

Bleiben Sie offen und unvoreingenommen.

- *Anweisung 3:*

Beginnen Sie mit dem Gefühl freudiger Erregung.

- *Anweisung 4:*

Versuchen Sie nicht, weniger zu rauchen oder ganz aufzuhören, bevor Sie das Buch ausgelesen haben.

- *Anweisung 5:*

Analysieren Sie Ihr Rauchverhalten, während Sie rauchen.

- *Anweisung 6:*

Notieren Sie jene Faktoren, die Ihnen besonders einleuchtend erscheinen.

Vor und nach dem Ritual der letzten Zigarette:

- Drücken Sie diese Zigarette mit dem Gefühl freudiger Erregung aus, weil Sie jetzt frei sind – und nicht mit dem Gefühl, etwas verloren zu haben.

- Seien Sie sich bewusst, dass das kleine Monster versuchen wird, Sie irrezuführen. Erinnern Sie sich, dass dieses Gefühl »Ich will eine Zigarette« seine Todeszuckungen sind. Freuen Sie sich darüber.

- Halten Sie sich vor Augen, dass Ihnen Rauchen überhaupt nichts bringt.

- Gehen Sie Rauchern und Gelegenheiten, bei denen geraucht wird, nicht aus dem Weg. Verändern Sie nicht Ihren Lebensstil, nur weil Sie aufgehört haben zu rauchen. Sie haben aufgehört zu rauchen, aber nicht zu leben.

- Beneiden Sie keine anderen Raucher. Denken Sie daran, jeder von ihnen wäre gerne genauso frei wie Sie.

- Verwenden Sie keine Ersatzmittel.

- Vergessen Sie nicht, dass es so etwas wie nur eine Zigarette nicht gibt. Rauchen ist Nikotinsucht und bedeutet lebenslanges Elend.

- Warten Sie nicht darauf, Nichtraucher zu werden. Sie wurden es in dem Augenblick, in dem Sie die Nikotinzufuhr stoppten.

- Versuchen Sie nicht, Ihre Gedanken vom Rauchen fernzuhalten, und machen Sie sich keine Sorgen, wenn Sie einige Tage lang an nichts anderes denken können. Wenn Sie aber ans Rauchen denken, sollten Sie Ihre Entscheidung nie infrage stellen. Sie wissen, dass sie richtig ist. Denken Sie einfach:

HURRA!
ICH BIN NICHTRAUCHER!

24 | Informationen für die Leser von Allen Carr

Die Nichtraucherkurse nach der Methode von Allen Carr stellen eine ideale Ergänzung dar, wenn Sie das Gefühl haben, zwar alles verstanden zu haben, aber es noch nicht umsetzen zu können. Sie können einen Kurs auch alternativ besuchen, wenn Sie persönliche Betreuung wünschen. Allen-Carr's-Easyway-Nichtraucherkurse beinhalten eine Geld-zurück-Garantie und werden seit 1993 mit sehr großem Erfolg im deutschsprachigen Raum durchgeführt.

Allen Carr's Easyway gibt es u.a. in München, Stuttgart, Nürnberg, Hamburg, Frankfurt, Düsseldorf, Köln, Bad Salzuflen, Hannover, Berlin, Salzburg, Innsbruck, Wien und Zürich.

Aber auch in Ihrer Nähe.

Rufen Sie uns an!

Unverbindliche und kostenlose Informationen über die Kurse, Standorte und Termine erhalten Sie unter den Telefonnummern im Anhang.

Register

Abnehmen 49, 52
Abwehrkraft, gesteigerte 51
Alkohol 51, 71, 124 f., 144
Analyse des Rauchverhaltens 18
Ängste 14 f., 17, 26, 40, 77, 100 f., 123, 143, 147, 150, 153 f.
  beim Aufhören 24, 31, 69, 88, 111
Anweisungen 13 ff., 17 f., 21, 38, 57, 72, 98 f., 111, 117, 142 f., 153, 157 ff.

Entscheidung zum Rauchen 19, 22
Entspannung 18, 22, 33, 37, 127
Entwöhnung 83, 88, 95 f., 99, 104, 114, 129
Entzugserscheinungen 33, 79 f., 88, 90, 99, 134, 140
Erleichterung 34, 40, 51, 108, 116
Ersatz (-befriedigung, -mittel) 52, 99, 125, 131–135, 147
Essen 29, 37, 48 f., 52 f., 58 f., 92, 147, 153

Drogen 45 f., 51, 71, 80, 82, 104, 125, 129
  -abhängigkeit 31, 33, 41 f., 54, 60, 71, 104, 116, 134, 144, 152

Gehirnwäsche 14, 37 f., 43, 54, 57, 61, 67, 80, 84 f., 99, 113, 116, 125, 146
Geld (vergeudetes) 20, 26, 69, 73 f., 85 f., 103, 108, 152

Gelegenheitsraucher 88, 100, 107–117
Gesundheit 13, 25, 47, 53, 73 f., 104, 108, 119–122, 152
Gesundheitsrisiko 15, 25, 37
Gesundheitswarnungen 24
Gewohnheit 24 29 ff., 34, 70, 79, 102, 133 f., 148 f.
Gift 50 f., 53, 80, 120, 122
  Sucht- 34, 40 f., 50, 71
Gründe für das Aufhören 26, 73, 86, 104, 114
  für das Rauchen 19, 24 f., 46, 107, 126
  fürs Nichtrauchen 25, 73

Hunger 29, 38 f., 48 f., 53, 58, 102, 108, 141 f.
  nach Nahrung 48 f., 52 f., 102
Husten (Raucher-) 20 f., 48, 50, 74, 85, 107

Jugendliche 42, 50, 64, 109, 123, 125

Kettenraucher 48 f., 60, 103, 107, 116
Konzentration 18, 22, 37, 60, 127 ff.
Krebs 15, 21, 42, 120, 151
  Lungen- 69, 76, 111, 120 f.

Langeweile 18, 22, 37, 59 f., 127, 131, 151
Leere 35, 38 f., 40 ff., 48 f., 51 ff., 77, 80, 108, 123 f., 130, 134, 139, 141
Lungenkrebs 69, 76, 111, 120 f.

Mitleid 42 f., 75
Moment der Freiheit 93, 141, 154
Monster, großes 35, 37f., 40f., 80, 101, 134

–, kleines 31, 33 ff., 38
41, 48, 58, 60, 62, 80, 101, 132, 134, 139 ff.
Mut 16, 22, 37, 75 ff., 86, 140, 152

Nichtraucher 23, 26, 34, 42, 48, 58 f., 61 f., 73, 82, 91, 100, 113 ff., 122, 127, 129, 135, 137, 139 f., 145 f., 151
–, glücklicher 15, 100, 114, 116
Nikotin 29, 33 ff., 47–53, 58, 80, 104, 116, 121, 124 f., 141
-abhängigkeit 21, 34, 47, 64, 97
-ersatz 52, 96, 132 f.
-ersatztherapie 97, 133 f.
-falle 16 f., 22 f., 34, 38, 49, 64 f., 70, 90, 116, 119, 127, 143
-gefängnis 23, 25, 27, 47, 100
-sucht 67, 75, 84, 129, 131, 142, 144 f., 158
Verlangen (Gier) nach N. 29, 48, 53, 102 f., 142

Panik 15, 40, 59, 61, 77, 80 ff., 138, 142

Rauchen als Spaß 34, 37, 47 f., 90, 107 f., 110, 112 f., 138
Rauchen als Stütze 15 f., 24, 34 37, 51, 54, 84 f., 89 f., 110, 112, 138, 144, 146
Rauchen als Vergnügen 15 f. 26, 34, 37, 41, 47, 51, 53 f., 84 f., 111 f., 146
Rauchen, automatisches 20
weniger R. 101–104
Raucher
Gelegenheits- 88, 100, 107–117
Nicht- 23, 26, 34, 42, 48, 58 f., 61 f., 73, 82, 91, 100,

113 ff., 122, 127, 129, 135, 137, 139 f., 145 f., 151
-falle 22, *s. a.* Nikotinfalle
Ritual, morgendliches 48
Rückfälligkeit 119, 127, 129

Schokolade 52, 88, 93, 132
Selbstachtung 22, 116, 152
Selbstvertrauen 16, 22, 37, 40, 75 ff., 91, 140, 152, 154
Stress 18, 21 f., 24, 37 ff., 59, 69, 89, 101, 108, 123 ff., 127 ff., 131 f., 138, 141 f., 145, 151, 153
Sucht 14 f., 40 ff., 45 f., 54, 67, 75, 83, 91, 97, 102, 107, 129, 134, 144, 150, 152
-gifte 34, 40 f., 50, 71
Süßigkeiten 52, *s. a.* Schokolade

Tabak 33, 39, 50, 67, 73, 96
-schnupfen 43, 45 ff.

Übergewicht 49, 52, 132
Unsicherheit 35, 38 ff., 42, 53, 77, 80, 100 f., 108, 138 f., 145

Versklavung 26, 69, 96

Willenskraft 9, 65–70, 88, 90, 99, 103 f., 112, 115
-Methode 52, 83–87, 90–93, 99, 126, 137, 140 f., 145, 147 f.
Wissen über das Rauchen 9

Zigarette, besondere 17, 101 f., 126, 145, 152
–, erste 15, 19, 26, 37, 39, 42, 48, 81, 107, 119, 124

–, gelegentliche 26, 84, 141
–, letzte 17, 80, 86, 100, 122, 132, 137–154, 158
Kräuter- 47
nach dem Essen 17, 57, 126
Zwei Seiten des Rauchens 15

Werden Sie Teil der Allen-Carr-Community

Rund um die Welt gibt es Allen Carr's Easyway Kliniken/Zentren. Allen Carr ist nun in 150 Städten in 45 Ländern vertreten. Diese Entwicklung wurde von uns nicht aktiv vorangetrieben: Vormalige Raucher waren einfach so beeindruckt von der Methode, dass Sie mit Easyway in Kontakt traten, um Allen Carr auch in ihrer Region erreichbar zu machen.
Wenn Sie diesem Beispiel folgen möchten, können Sie gerne mit uns in Verbindung treten, um mehr über die Franchise zu erfahren. Eine E-Mail an join-us@allencarr.com (mit Ihrem vollen Namen, Ihrer Adresse und dem Gebiet, für das Sie sich interessieren) genügt.

Unterstützen Sie uns!

Nein, wir wollen keine Spenden!

Sie haben etwas Großartiges erreicht. Es erfüllt uns jedes Mal mit Begeisterung, wenn es wieder jemand geschafft hat, die Abhängigkeit hinter sich zu lassen. Deshalb würden wir uns freuen, wenn wir von Ihnen hören würden, dass Sie sich von der Sklavenherrschaft Ihrer Abhängigkeit befreit haben. Besuchen Sie deshalb gerne unsere Website, auf der Sie uns von Ihrem Erfolg berichten und dabei andere inspirieren können. Außerdem erhalten Sie Informationen darüber, wie Sie diesen Erfolg weiter verbreiten können: www.allencarr.com/444/support-us

Sie können uns auch auf Facebook erreichen: www.facebook.com/AllenCarr

Zusammen können wir Allen Carrs Ziel erreichen, die Welt von Abhängigkeit zu befreien.

Allen Carr's Easyway International

Internationale Website: www.allencarr.com

Auf der folgenden Liste sind die Länder aufgeführt, in denen zum Zeitpunkt der Drucklegung Allen-Carr's-Easyway-Zentren betrieben werden.

Aktuelle Neueröffnungen finden Sie auf der Website www.allen-carr.de.

Die dreimonatige Geld-zurück-Garantie zeigt, dass die Erfolgsquote in den Zentren bei über neunzig Prozent liegt. Einige Zentren bieten auch Seminare zu Problemen mit Alkohol, Übergewicht oder anderen Drogen an. Genauere Einzelheiten erfahren Sie in einem Zentrum in Ihrer Nähe, das Sie in der nachfolgenden Liste finden.

In unseren Seminaren fällt es Ihnen mit der Easyway-Methode garantiert leicht, Ihr Problem zu lösen – wenn nicht, bekommen Sie Ihr Geld zurück.

ALLEN CARR'S EASYWAY – weltweit

> John Dicey, Colleen Dwyer, Crispin Hay, Emma Hudson, Rob Fielding, Sam Kelser, Sam Cleary

Park House, 14 Pepys Road, Raynes Park, London SW20 8NH

Tel.: +44 (0)208 944 7761

Fax: +44 (0)20 8944 8619

E-Mail: mail@allencarr.com

Website: www.allencarr.com

Pressebüro

> John Dicey

Tel.: +44 (0) 7970 88 44 52

E-Mail: media@allencarr.com

AUSTRALIEN

New South Wales, A.C.T., Queensland, Northern Territory, Victoria
> *Natalie Clays*
Tel. & Fax: 1300 848 028
E-Mail:
natalie@allencarr.com.au

Südaustralien – Adelaide
> *Jaime Reed*
Tel.: 1300 848 028
E-Mail: sa@allencarr.au

Westaustralien – Perth
> *Dianne Fisher*
Tel.: 1300 55 78 01
E-Mail: wa@allencarr.com.au

BELGIEN
Antwerpen
> *Dirk Nielandt*
Tel.: +32 (0) 3 281 6255
Fax: +32 (0)3 744 0608
E-Mail: info@allencarr.be

BRASILIEN
São Paulo
> *Alberto Steinberg, Lilian Brunstein*
Tel. Lilian: +55 11 99456-0153
Tel. Alberto:
+55 11 99325-6514
E-Mail:
contato@easywaysp.com.br

BULGARIEN
> *Rumyana Kostadinova*
Tel.:
0800 14104 / +359 899 889 907
E-Mail: rk@nepushaveche.com

CHILE
> *Claudia Sarmiento*
Tel.: +56 2 4744587
E-Mail:
contacto@allencarr.cl

DÄNEMARK
> *Mette Fonss*
Tel.: +45 7026 7711
E-Mail: mette@easyway.dk

DEUTSCHLAND
> *Erich Kellermann & Team*
Tel.: +49 (0) 8031 90190-0
Freephone: 0800 07282436
E-Mail: info@allen-carr.de

ESTLAND
> *Henry Jakobson*
Tel.: +372 733 0044
E-Mail: info@allencarr.ee

FINNLAND
> *Janne Ström*
Tel.: 045 3544099
E-Mail: info@allencarr.fi

FRANKREICH
Freephone: 0800 386387
Tel.: 04 9133 5455
E-Mail: info@allencarr.fr

GRIECHENLAND
> *Panos Tzouras*
Tel.: +30 210 522 4087
E-Mail: panos@allencarr.gr

GROSSBRITANNIEN
Freephone: 0800 389 2115

Cambridge, Milton Keynes, Oxford, Stevenage, Watford
> *Emma Hudson, Sam Kelser*
Tel.: 020 8944 7761
E-Mail: mail@allencarr.com

Belfast (Nordirland), Cumbria
> *Mark Keen*
Tel.: 0800 077 6187
E-Mail:
mark@easywaycumbria.co.uk

Birmingham
> *John Dicey, Colleen Dwyer, Crispin Hay, Rob Fielding*
Tel. & Fax: 0121 423 1227
E-Mail: info@allencarr.com

Brighton, Reading, Southampton, Staines/ Heathrow
> *John Dicey, Colleen Dwyer, Emma Hudson*
Tel.: 0800 028 7257
E-Mail: info@allencarr.com

Brentwood, Bristol, Swindon, Kent
> John Dicey, Colleen Dwyer, Emma Hudson, Sam Kelser
Tel.: 0800 028 7257
E-Mail: mail@allencarr.com

Coventry, Leicester, Lincoln
> Rob Fielding
Tel.: 0800 321 3007
E-Mail:
info@easywaycoventry.co.uk,
info@easywayleicester.co.uk

Crewe, Derby, Nottingham, Shrewsbury, Stoke, Telford
> Debbie Brewer-West
Tel.: 01270 664 176
E-Mail: debbie@easy-way2stopsmoking.co.uk

Guernsey, Isle of Man, Jersey, Lancashire, Southport
> Mark Keen
Tel.: 0800 077 6187
E-Mail: mark@easyway lancashire.co.uk

Leeds, Liverpool, Manchester, Newcastle/North East
> Mark Keen
Tel.: 0800 077 6187
E-Mail: mark@easyway yorkshire.co.uk,
mark@easyway liverpool.co.uk,
mark@easyway manchester.com,
mark@easyway northeast.co.uk

Edinburgh, Glasgow (Schottland)
> Paul Melvin, Jim McCreadie
Tel.: +44 (0)131 449 7858
E-Mail:
info@easywayscotland.co.uk

Manchester – Alkoholtherapie
> Mike Connolly
Tel.: 07936 712942
E-Mail: info@stopdrinking north.co.uk

London, Surrey
> *John Dicey, Colleen Dwyer, Crispin Hay, Emma Hudson, Rob Fielding, Sam Kelser*
Park House, 14 Pepys Road,
Raynes Park, London
SW20 8NH
Tel.: 020 8944 7761
Fax: 020 8944 8619
E-Mail: mail@allencarr.com

Sheffield
> *Joseph Spencer*
Tel.: 01924 830768
E-Mail: joseph@easyway sheffield.co.uk

GUATEMALA
> *Michelle Binford*
Tel.: +502 2362 0000
E-Mail: bienvenid@ dejedefumarfacil.com

HONGKONG
E-Mail: info@easyway hongkong.com

INDIEN
Bangalore, Chennai
> *Suresh Shottam*
Tel.: 080 41603838
E-Mail: info@easyway tostopsmoking.co.in

IRLAND
Dublin, Cork
> *Brenda Sweeney & Team*
Tel.: +353 (0)1 499 9010
E-Mail: info@allencarr.ie

ISLAND
Reykjavik
> *Petur Einarsson*
Tel.: +354 588 7060
E-Mail: easyway@easyway.is

ISRAEL
> *Ramy Romanovsky, Orit Rozen*
Tel.: 03 6212525
E-Mail: info@allencarr.co.il

ITALIEN
> *Francesca Cesati & Team*
Tel. & Fax: 02 7060 2438
E-Mail:
info@easywayitalia.com

JAPAN
www.allencarr.com

KANADA
Montréal/Toronto/Vancouver
> *Damian O'Hara (Englisch) / Rejean Belanger (Französisch)*
Freephone: 1 866 666 4299
Tel.: +1 905 849 7736
E-Mail: info@theeasyway tostopsmoking.com

KOLUMBIEN
> *Felipe Sanint Echeverri*
Tel.: +57 3158681043
E-Mail: info@nomascigarillos.com

LIBANON
> *Sadek El-Assaad*
Mobil: +961 76 789555
E-Mail: stopsmoking@ allencarreasyway.me

LITAUEN
> *Evaldas Zvirblis*
Tel.: +370 694 29591
E-Mail: info@mestirukyti.eu

MAURITIUS
> *Heidi Hoareau*
Tel.: +230 5727 5103
E-Mail: info@allencarr.mu

MEXIKO
> *Jorge Davo, Mario Campuzano Otero*
Tel.: +52 55 2623 0631
E-Mail: info@allencarr-mexico.com

NEUSEELAND
Auckland
> *Vickie Macrae*
Tel.: 09 817 5396
E-Mail: vickie@easywaynz.co.nz

Dunedin, Invercargill
> *Debbie Kinder*
Tel.: 027 4139 381
E-Mail: easywaysouth@icloud.com

NIEDERLANDE
Allen Carr's Easyway
»stoppen met roken«
Tel.: +31 53 478 43 62 /
+31 900 786 77 37
E-Mail: info@allencarr.nl

NORWEGEN
Oslo
> *René Adde*
Tel.: +47 93 20 09 11
E-Mail:
post@easyway-norge.no

ÖSTERREICH
> *Erich Kellermann & Team*
Tel.: +43 (0)3512 44755
Freephone: 0800 728 2436
E-Mail: info@allen-carr.at

PERU
Lima
> *Luis Loranca*
Tel.: +511 637 7310
E-Mail: lloranca@
dejardefumaraltoque.com

POLEN
> *Anna Kabat*
Tel.: +48 (0)22 621 3611
E-Mail: info@allen-carr.pl

PORTUGAL
Porto
> *Ria Slof*
Tel.: +351 22 995 8698
E-Mail: info@comodeixarde
fumar.com

RUMÄNIEN
> *Diana Vasiliu*
Tel.: +40 (0) 7321 3 8383
E-Mail:
raspunsuri@allencarr.ro

RUSSLAND
Krim, Simferopol
> *Yuri Zhvakolyuk*
Tel.: +38 095 781 8180
E-Mail:
zhvakolyuk@gmail.com

Moskau
> *Alexander Fomin*
Tel.: +7 495 644 64 26
E-Mail: info@allencarr.ru

St. Petersburg
www.allencarr.com

SCHWEDEN
> *Nina Ljungqvist, Renée Johansson*
Tel.: +46 70 695 6850
E-Mail: info@easyway.se

SCHWEIZ
> *Cyrill Argast & Team*
Freephone: 0800 728 2436
Tel.: +41 (0)52 383 3773
Fax: +41 (0)52 383 3774
Tel. (rom. & ital.):
0800 386 387
E-Mail: info@allen-carr.ch

SERBIEN
Belgrad
Tel.: 011 308 8686
E-Mail: office@allencarr.co.rs

SINGAPUR
> *Pam Oei*
Tel.: +65 6329 9660
E-Mail:
pam@allencarr.com.sg

SLOWAKEI
> *Peter Sánta*
Tel.: +421 233 04 69 92
E-Mail:
peter.santa@allencarr.sk

SLOWENIEN
> *Gregor Server*
Tel.: +386 (0) 40 77 61 77
E-Mail: easyway@easyway.si

SÜDAFRIKA
Helpline: 0861 100 200
15 Draper Square, Draper St,
Claremont 7708
Kapstadt
> *Dr. Charles Nel, Malcolm Robinson & Team*
Tel.: 021 851 5883
Mobile: 083 600 5555
E-Mail:
easyway@allencarr.co.za

SÜDKOREA
Seoul
> *Yousung Cha*
Tel.: +82 (0)70 4227 1862
E-Mail:
master@allencarr.co.kr

TSCHECHIEN
> *Dagmar Janecková*
Tel.: +420 234 261 787
E-Mail: dagmar.janeckova@allencarr.cz

TÜRKEI
> *Emre Ustunucar*
Tel.: +90 212 358 5307
E-Mail:
info@allencarrturkiye.com

UKRAINE
Kiew
> *Kirill Stekhin*
Tel.: +38 044 353 2934
E-Mail:
kirill@allencarr.kiev.ua

UNGARN
> *Gabor Szasz*
Tel.: +36 06 80 624 426 /
+36 20 580 9244
E-Mail:
szasz.gabor@allencarr.hu

USA
> *Damian O'Hara, Colleen Curran, David Skeist*
Freephone: 1 866 666 4299
Tel.: 212 – 330 9194
E-Mail: info@theeasywaytostopsmoking.com
1133 Broadway, Suite 706,
New York, NY 10010

Milwaukee (und South Wisconsin)
> *Wayne Spaulding*
Tel.: +1 262 770 1260
E-Mail: wayne@easywaywisconsin.com

New Jersey – eröffnet 2018
www.allencarr.com

VEREINIGTE ARABISCHE EMIRATE
Dubai, Abu Dhabi
> *Sadek El-Assaad*
Tel.: +971 56 693 4000
E-Mail: iwanttoquit@allencarreasyway.me

Allen-Carr-Nichtraucherseminare

Die Nichtraucherseminare nach der Methode von Allen Carr stellen eine ideale Ergänzung dar, wenn Sie das Gefühl haben, zwar alles zu verstehen, aber die Umsetzung Schwierigkeiten bereitet. Sie können ein Seminar auch begleitend besuchen, wenn Sie Ihre Erfolge festigen wollen. Oder alternativ, wenn Sie eine persönliche Betreuung wünschen. Allen-Carr's-Easyway-Nichtraucherseminare dauern nur einmalig sechs Stunden. Sie werden seit 1993 mit sehr großem Erfolg im deutschsprachigen Raum durchgeführt. Seit dem Jahr 2003 werden die Allen-Carr-Seminare vom Bundesverband der Betriebskrankenkassen als Präventionsmaßnahme nach § 20 Abs. 1 SGBV anerkannt. Versicherte können auf Nachfrage einen Zuschuss zum Seminar von ihrer Kasse erhalten.

Kontaktieren Sie uns

Unverbindliche und kostenlose Informationen über die Seminare, Standorte und Termine erfahren Sie unter den kostenfreien Hotline-Nummern:

Deutschland:
08000-7282436
RAUCHEN

Österreich / Schweiz:
0800-7282436
RAUCHEN

Allen Carr`s Easyway Deutschland
Ansprechpartner: Erich Kellermann
kostenfreie Hotline: 0 8 0 0 0 – 7 2 8 2 4 3 6
E-Mail: info@allen-carr.de . www.allen-carr.de

Allen Carr´s Easyway Österreich
Ansprechpartner: Erich Kellermann
kostenfreie Hotline: 0 8 0 0 – 7 2 8 2 4 3 6
E-Mail: info@allen-carr.at . www.allen-carr.at

Allen Carr`s Easyway Schweiz
Ansprechpartner: Cyrill Argast
kostenfreie Hotline: 0 8 0 0 – 7 2 8 2 4 3 6
E-Mail: info@allen-carr.ch . www.allen-carr.ch

Drei gute Gründe für Allen-Carr-Nichtraucherseminare

Anerkannt

In Deutschland wird Allen Carr vom Bundesverband der Betriebskrankenkassen anerkannt. Über 500 Unternehmen aus dem deutschsprachigen Raum wie IBM, Daimler Chrysler, Henkel, Siemens, Voest Alpine, ÖAMTC u.v.m. setzen Allen Carr erfolgreich für die Gesundheit ihrer Mitarbeiter ein.

Kompetent

Alle Allen-Carr-Trainer waren selbst Raucher und verstehen, was Sie fühlen. Sie haben das Laster am eigenen Leib miterlebt. Das Trainerteam besteht aus erfahrenen Praktikern, darunter Ärzte, Psychologen und Pädagogen. Zusätzlich werden alle Allen-Carr-Trainer intensiv von uns ausgebildet.

Auch nach dem Kurs sind wir für Sie da. Als Seminar-Teilnehmer steht Ihnen unsere Trainer-Helpline zur Verfügung.

Erfolgreich

Mehrere Millionen Raucher auf der ganzen Welt haben Allen Carr bereits kennen gelernt. Der Erfolg der Methode wird inzwischen durch umfangreiche wissenschaftliche Studien bestätigt und in einem internationalen Blatt veröffentlicht. Seit 1993 gibt es Allen Carr auch im deutschsprachigen Raum. Inzwischen finden regelmäßig Kurse in fast jeder größeren Stadt in Deutschland, Österreich und der Schweiz statt.

Leicht und einfach aufhören

Keine „Aversionstherapie“, kein NLP, keine Hypnose oder Akupunktur, keine Hilfsmittel wie Nikotinpflaster oder Kaugummis. Wir erzählen Ihnen auch nicht, dass Rauchen gesundheitsschädlich ist oder ein Vermögen kostet – das wissen Sie bereits. Die Allen-Carr-Methode lässt Sie erkennen, weshalb Sie rauchen, warum es bisher so schwer war, damit aufzuhören und was Sie tun müssen, um ganz einfach für den Rest Ihres Lebens damit Schluss machen zu können.

Jeder Allen-Carr-Trainer hat mit dieser Methode das Rauchen beendet. Nur wer selbst geraucht hat, kann verstehen, was Sie fühlen.

Ein 6-stündiger Kurs – das war's?

Für die meisten Teilnehmer reichen tatsächlich diese 6 Stunden, um für immer Nichtraucher zu sein. Und das ohne Entzugserscheinungen. Und sollte es nicht gleich klappen, bieten wir Ihnen zwei Aufbauseminare an, die Sie zum Ziel führen.

Geld-zurück-Garantie

Den Betrag, den ein durchschnittlicher Raucher in drei Monaten für Zigaretten ausgibt, investieren Sie in ein Allen-Carr-Nichtraucherseminar und Sie sind für immer frei. Sollte es beim ersten Mal nicht klappen, bieten wir Ihnen zwei kostenlose Aufbauseminare an. Sollten alle drei Seminare **innerhalb von 3 Monaten** erfolglos sein, bekommen Sie mit unserer Geld-zurück-Garantie Ihre gesamte Kursgebühr zurück. Sie sehen, Sie können nur gewinnen.